人体防衰延年有妙招

主　编　周范林

东南大学出版社
·南京·

内容简介

全书从活得愉快防神衰、好情绪防心理衰、活学活用防脑衰、养颜去皱防肤衰、满头青丝防发衰、强精固本防性衰、明亮动人防眼衰、保护听力防耳衰、注意防止口齿衰、重点保护防腰衰、勤练保洁防手衰、除疲保健防脚衰、坚持运动防腿衰、健身保健防肾衰、运动饮食防心衰、养颜排毒防肝衰、学会呼吸防肺衰、生活方式防胃衰、活络通淤防血衰、强筋避疏防骨衰等20个方面向读者详细介绍了人体防衰延年的妙招，对人们延年益寿大有裨益。本书内容全面、具体实用、读者面广，是普通家庭不可多得的一本实用读物。

图书在版编目(CIP)数据

人体防衰延年有妙招 / 周范林主编. —南京：东南大学出版社，2012.1

ISBN 978-7-5641-3065-7

Ⅰ.①人… Ⅱ.①周… Ⅲ.①衰老—基本知识 ②长寿—基本知识 Ⅳ.①R339.3 ②R161.7

中国版本图书馆 CIP 数据核字(2011)第 221257 号

人体防衰延年有妙招

出版发行：东南大学出版社
社　　址：南京市四牌楼2号　邮编：210096
出 版 人：江建中
责任编辑：史建农
网　　址：http://www.seupress.com
电子邮箱：press@seupress.com
经　　销：全国各地新华书店
印　　刷：南京南海印刷有限公司
开　　本：700mm×1000mm　1/16
印　　张：11.5
字　　数：230千字
版　　次：2012年1月第1版
印　　次：2012年1月第1次印刷
书　　号：ISBN 978-7-5641-3065-7
定　　价：22.00元

本社图书若有印装质量问题，请直接与读者服务部联系。电话(传真)：025-83792328

Contents

目　录

第1招 活得愉快防神衰

精神衰老的一般表现为思维活动迟缓，理解能力减退，注意力难以集中，对外界刺激反应迟钝；性格变化，情绪平淡，情绪不稳定，或因小事暴怒，或固执保守，孤僻自私，极易伤感；记忆力障碍；动作笨拙、迟缓且不协调，步履不稳，手脚震颤。精神不老，身体不衰。保持精神愉快，是老年人延年益寿、延缓衰老的最好方法。

延缓精神衰老法

科学研究显示，脑细胞树突数和分支数的减少，会使大脑神经细胞逐渐衰老，记忆力和接受新知识的能力越来越差。但是，人的大脑并不一定随着年龄的增长而衰退。美国罗切斯德大学的科学家研究认为，事实上许多老年人的死亡并非衰老引起，而是疾病造成的；而这些引起死亡的疾病，大多与精神因素有关。因此，专家们忠告：老年人应当跳出人为的衰老圈子，保持身心的正常活动，以旺盛的生命力，投身到现实生活中去。只要自我精神不老，就会赢得健康和长寿。

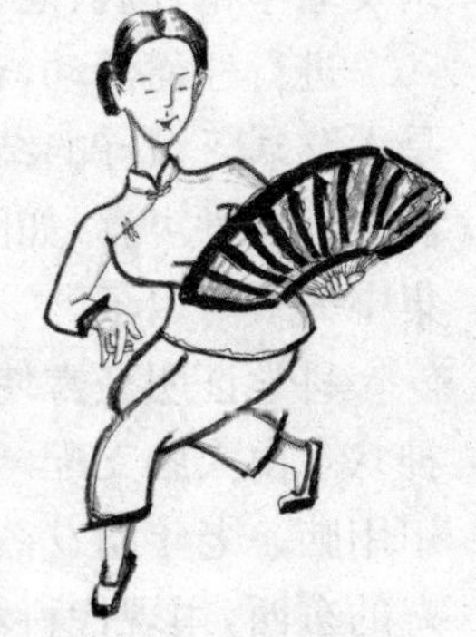

不少老年朋友十分注意身体的防老防病，却往往忽视精神方面的养生防老。其实，研究老年养生学的专家认为，与身体衰老相比，精神衰老更应该引起重视才对。人体各器官会逐步衰老，这是生命过程中不可抗拒的自然规律。精神衰老与躯体衰老相互依存，相互影响，但二者并不等同。一个人的躯体可能已经达到七八十岁了，但是他的精神年龄可以是六七十岁，甚至更年轻一些。而精神年轻则可以老当益壮。因此，保持精神健康的重要性不亚于保持身体健康，特别是精神衰老，可以通过有意识地加强锻炼，推迟衰老的到来。

要从个人性格修养着手，培养良好的兴趣爱好，如旅游、摄影、绘画等，使自己的精神上有所寄托，整天忙忙碌碌，保持一颗“不老心”。否则，生活单调、枯燥，精神空虚无事可做，日子长了有发生精神变态的可能。

为了防止性格改变，可广交朋友，组织兴趣相近的老年人开展小组活动。如每月作短程的旅游和聚餐等，使老年人不感到寂寞和孤独，同时也能增强他们对自己精力尚可同青年人那样活动的信念。与人交谈，不但能得到新的知识，亦常常能使人产生灵感，启发大脑进行探索而得到锻炼，思路也会开阔起来。人在交谈时有一部分脑细胞在活动，这会使大脑功能增强，以达到防衰延年的目的。

尽量少想自己的年龄，感到总是年轻，还能有所作为。现代医学研究表明，人体免疫功能主要受大脑皮层机制制约，“年轻化”的心态会促使免疫功能“年轻化”，从而使人体各器官的功能得到全方位的巩固和提高。还不妨来个“老来俏”，将自己打扮得漂亮潇洒一些，别人看着有活力，自身感觉也舒心，可以消除“人老叹珠黄”的忧伤。

每个人在退休以后，其原有的工作性质差别已不复存在。原来当干部的不必端着架子，做办事员的不必自惭形秽。老年人要多交青年朋友，将自己的宝贵经验和知识传授于他们，同时从他们身上感受时代的气息。

老年人一定要珍惜宝贵的晚年时光，不纠缠于过去的人和事，积极向前看。老年人要不依恋身外之物，不追念往日的荣辱，不计较过去的恩怨。如果对自己过去的坎坷遭遇与心灵创伤耿耿于怀，经常向别人滔滔不绝地诉说，不仅影响老年人情绪，而且还会促使心血管系统、内分泌系统以及消化系统功能衰退。久而久之，可诱发老年精神病、老年忧郁症、高血压、动脉硬化、冠心病、胃溃疡等。

进行任何活动，包括体育、文艺、学习都要注意力高度集中。注意力集中不了是大脑缺乏锻炼的结果。可以有意识地锻炼集中力，保持正确的坐或睡的姿势，静静地听一种声音（如闹钟的嘀嗒声），如果觉得这种声音像在自己脑中响一样，表明集中力就可以了。

科学证明经常使用大脑可以防止衰老。大脑的活动也是用进废退的。人的精神状态由大脑支配。要想减退大脑的衰老速度，最有效而又最经济的办法就是勤于用脑。老年朋友欲使自己“人老心不老”，就得保持好奇心，不断地接受和使用新奇的东西，用现代科学知识充实自己，这样就会觉得生活是丰富多彩的，而仍然精力充沛、朝气蓬勃。人的生活，要有明确的美好目标，每天多动脑筋是会使人振作起来的。多学习（包括各种知识及外语）或勤记忆是防止衰老的最好方法。

锻炼腿部肌肉确实能消除大脑的疲劳，因此，多走路多散步对防止大脑衰老具有积极的意义。

在日常生活中笑口常开，可一扫笼罩在心头的愁云和烦恼，心胸开阔，使整个机体处于轻松状态，可促进消化系统和心血管系统的功能，进而焕发出青春活力。

要防止那些有可能促进老年人精神变态的先兆症状。一旦记忆力下降可勤用记事本，把日常遇到的一些问题按日期和性质分类记录，以便查阅，加强记忆锻炼。长期失眠易加速精神老化，所以患有慢性失眠者，应消除失眠引起的心理紧张。预防老年早期痴呆可以每天喝一瓶酸牛奶。

保持良好的精神状态法

人的情感、行动、分泌、消化、吸收和代谢都直接、间接受中枢神经系统的控制，调节代谢的酶和激素的生物合成和分泌也都受神经系统的控制。若中枢神经系统的功能发生紊乱，则激素分泌首先产生紊乱，使机体内环境的稳定状态和平衡遭到破坏，从而引起代谢紊乱，促使早衰。因此，加强自我调控、自我解脱，保持良好的精神状态，使人体生理代谢的调控处于平衡稳定状态，有助于减少疾病的发生，促进健康长寿。

长寿老年人的秘诀就是始终对生活持乐观的态度。据有关调查表明，长寿老年人具有行动缓慢、心平气和、自制力强、内蕴、平静的性格，但他们具有灵活敏感、爱好交往、和蔼可亲、注意力和感情都较易转移的特点，这些因素都对维持大脑皮层的活动平衡有积极作用，有利于消除疲劳、缓解紧张。

社会心理学家认为一个人心中充满善并行善事，视他人为朋友，能援助弱者和困境中的同伴，心中必然会涌起欣慰之感，同时相信自己活着对社会，对他人有益，并使之成为个人生活的精神支柱，因而充满自信，这些欣慰和自信使人经常处于愉快的心境之中，可使其免疫力提高，抵抗力增强。

据美国一项心理学调查表明，少年时代性格诚实，遵守信用而责任心强的人，比不够踏实的同龄人多活 2～4 年。诚实之人无偷偷摸摸见不得人的心理负担，任何时候都会有极好的心境和精神状态。

有欲望才会有追求和奋斗目标，但欲望过高也会使自己的人生走进迷途，影响身心健康。要想人生欢乐，知足最重要，否则一辈子都会忧愁抑郁，甚至早衰而折寿。人生一世，往往失多于得。失意逆境之时，切忌自暴自弃，自我作践，自我绝望，那样极有损身心健康；失意之时，可想不如我之人，想能怨尤自消之事。最好是无得失之烦心，有自乐之恬愉，心境通明，坦坦荡荡，正确对待失意。

人体的一切生理活动不是恒定的，而是起伏波动，有高潮也有低潮，人体内有一个“预定时刻表”在支配着这种波动，即生物钟。生物钟中各项生理指标波动的周期是不同的，有的以小时或日为周期，也有的以月、年为周期，生物钟“准点”是健、寿、智、乐、美的根本保证，所以人们日常生活中的一切活动，如起居、就餐、用脑、饮水、排泄等都应定时，养成良好的生活习惯，并持之以恒，才会收到好的效果。

读书能使人精神集中，杂念俱消，心平气和，从而有利于健康长寿；读书可使人心境开阔，忘却病痛，有利于身体康复；读书可以拓宽个人的爱好和兴趣，使生活更加丰富多彩。

交际是现代社会中的每个人不可缺少的“维生素”，有满意的人际关系者较长寿，勤于动口的老年人身体更健康。交际中应以情感的需要为主，结交可信任、情趣较一致的朋友，不可抱着功利目的。与人相处，诚恳谦和，襟怀宽广，坦然为人，使人有亲近之感；既听正言，又听逆语，否则会“失道寡助”，形影相吊，郁郁寡欢，影响健康。

一个思维健全的人总是保持着一定的紧张度，因为适度的紧张才能保证机体的正常运转，有效地进行新陈代谢。从人体生理活动来看，充实的生活可保持适度的紧张，从而维持身体机能的正常状态，促进健康和长寿。

摆脱精神压力法

现代化快节奏的工作给人们的精神带来了不少的压力，如果每一个人都能学会放松，就能够很快地减轻精神压力，使自己身心得到彻底的放松。

学会在一切场合，如家中、办公室、走廊，甚至汽车里打盹，只需 10 分钟就会使精神振奋。

通过想象一个自己所喜爱的地方，如大海、高山或自家的小院等，将自己的思绪集中在所想象东西的“看、闻、听”上，并渐渐放松，由此达到精神放松。

紧闭双眼，以自己的手指尖用力按摩前额和后脖颈处，有规则地向一定方向旋转，不要漫无目的地揉搓。

平躺在地板上，面朝上，身体自然放松，紧闭吸气，最后放松，使腹部恢复原状。正常呼吸数分钟后，再重复这一过程。

培养自己对各种有益活动的兴趣，并尽情地去享受。经常试用一些各种不同的新方法，做一些自己不常做的事，如散步时摇头晃脑、挥舞双臂等。

洗澡时放开自己的歌喉，尽量拉长音调。因为大声唱歌需要不停地深呼吸，这样可以得到很好的放松，使心情愉快。

伸展运动对消除紧张十分有益，它可以使全身肌肉得到放松。舒适地坐在一个安静的地方，紧闭双眼，放松肌肉默默地进行一呼一吸，以深呼吸为主。

第2招　好情绪防心理衰

健康是美好而富有魅力的字眼，长寿是人们梦寐以求的目标，在人们日益对增进健康和延年益寿的渴望中，心理养生的重要性越来越受到人们的重视。古往今来，许许多多健康长寿的老年人，都有一个十分突出的特点，这就是心理健康，老年人在寻求健康的过程中，特别需要了解心理卫生知识，要采取适当的措施，培养良好的性格，消除各种不良影响，预防各种精神疾病的发生，这是一种良好的抗衰防老的方法。

防止心理衰老法

人到老年，生理功能开始衰退，出现视力、听力下降，记忆力减退，行动迟缓等变化。这些生理变化往往导致老年人悲观失望、焦虑不安、精神不振、生活兴趣低下等，使老年生活质量大大下降。要克服这些心理障碍，老年人应该掌握防止心理衰老的方法，加强心理保健。

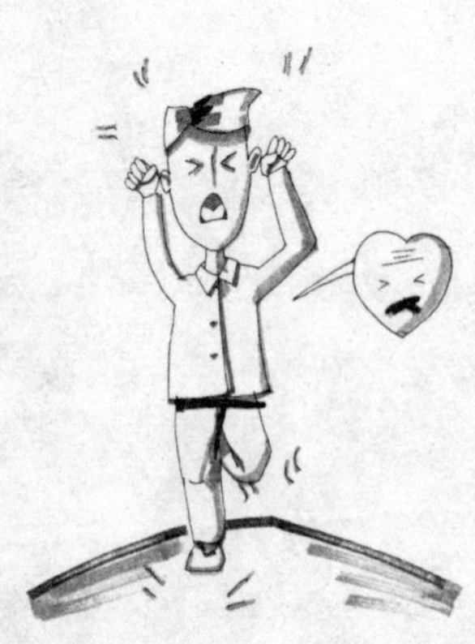

保持乐观精神，培养健康的心理。乐观是一种积极向上的性格和心境。它可以激发人的活力和潜力，解决矛盾，逾越困难；而悲观则是一种消极颓废的性格和心境，它使人悲伤、烦恼、痛苦，在困难面前一筹莫展，影响身心健康。乐观是心理养生、延年益寿的灵丹妙药。生活中善于消除忧虑，寓乐于心静之中，才能永葆青春，延年益寿。老年人对生活要充满信心，尽量做到性情豪爽，心胸开阔，情绪乐观，尽量发挥自己在知识、经验、技能、智力及特长上的优势，寻找新的生活乐趣。

宽容是一种良好的心理品质，它不仅包含着理解和原谅，更显示着气度和胸襟、坚强和力量。一个不会宽容，只知苛求别人的人，其心理往往处于紧张状态，从而导致神经兴奋、血管收缩、血压升高，使心理、生理都进入恶性循环。学会宽容就会严于律己，宽以待人，这就等于给自己的心理安上了调节阀。

有了恬淡寡欲、不追求名利的淡泊心态，就不会在世俗中随波逐流，追逐名利；就不会对身外之物得而大喜，失而大悲；就不会对世事他人牢骚满腹，攀比嫉妒。淡泊的心态使人始终处于平和的状态，保持一颗平常心，一切有损身心健康的因素，都将被击退。

老年人既要注意联系老朋友，又要善交新朋友，要经常和好友聊天谈心，交流思想感情，做到生活上互相关心体贴，思想上沟通交流，在集体活动和人际交往中取长补短，汲取生活营养，使自己心情舒畅、生活愉快。

面对生活中的烦恼事不必心绪不安，更不要处于郁闷状态，而要通过各种途径把坏情绪及时释放出来，如先平心静气 10 分钟。如不行，可延长时间，再不行，就睡一夜后再处理此事。对于外界名利之事要善于超脱，对家务事不要操劳过度，让自己保持一份好心情。心情不悦时，不妨借访亲探友找同事、老乡、老战友互相谈谈心，说说心里话，诚挚的友情可以治疗精神上的创伤，消除寂寞和惆怅，冲淡和消除不良情绪。积极参加娱乐活动，既可舒畅胸怀，乐而忘忧，又可作为疾病康复治疗的一种手段。

老年人应当根据身体条件和兴趣爱好，把生活内容安排得充实些，如练书法、学绘画、种花草、养禽鸟、钓鱼、读书报、看影视剧以及收藏各种物品等。这样既可舒展心灵，又能珍惜时光，学习新知识，使生活更有意义。有益的兴趣和爱好，不仅会使生活显得更加美好，使人变得积极，视野更开阔，而且还能消除一切无聊、空虚和心理压力。总之，要使自己“闲不住”，经常动手、动脑。

对知识的获取要永不满足，每天的活动表要安排满当，使自己的生活充实、丰富。对新鲜的、奇特的、未知的，要喜欢它、接受它、研究它、掌握它。使自己养成接受新事物的好习惯。

办事不要卖傻力气，不要因循守旧。要尽量想法省时、省力，想出新的办法来解决各类问题。这样可培养自己的创造力。遇到挫折失败不要灰心丧气，而是寻找原因，研究对策，更加信心百倍地去战胜它、完成既定目标。另外，通过各种途径参与一些社会活动和生产技术管理指导，不仅可使自己在精神上有所寄托，同时还可以使一切痛苦和忧愁都置于脑后，心理压力也随之减轻了。

经常回忆童年趣事，拜访青少年时期的朋友、同学、老师和母校，有机会就去游访童年时的旧居、旧址、家乡，故地重游、旧事重提，仿佛又回到童稚时代。

心境欠佳时，可在子女陪伴下作短期外出旅游，走出家庭小天地，来到大千世界，将自己置身于祖国秀丽山川、名胜古迹之中，此时此刻，一切忧愁苦闷定会飞到九霄云外。

退休后脱离了集体生活，进入家庭，如果身体条件可以，不妨经常和孩子们逗逗笑，说些俏皮话，做个鬼脸，和孩子们一同玩乐，有助于永葆青春的活力。

老年人平时要多摄取优质蛋白质，多食用富含维生素、低脂肪的食物，如瘦肉、奶类、蛋类、豆制品及莲子、桂圆等。老年人应选择适宜的运动项目，如散步、慢跑、打拳、做操等，强度以感觉舒适为宜。

调节不良心理法

人的心理犹如一台灵敏的传感器，当外界因素作用于人体时，便会出现各种纷繁复杂的情绪反映，愉悦的情绪有利健康长寿，而不良情绪则会影响个人的身心健康。

依靠理智驾驭自己情感，使矛盾得以缓解、情绪得以安定。现实生活中乐极生悲的事并不鲜见。对于一切过激的情绪均应作适当的调控，使其不要超越人体所承受的正常生理限度，以免造成不良后果。

科学合理地把积郁在心胸中的不良情绪宣达发泄出去，以求得心理平衡。生活中交织着的矛盾，不可避免地会引发不良的情绪反映，若不进行妥善的疏泄，就有可能危及健康。在负性情绪占主导地位时，应当努力通过疏导等方式将不良情绪释放出去。如遇到挫折，甚至不幸事件而感到烦闷、恼怒时，最有效的办法是向亲朋好友倾诉内心情感，听取他们的忠告、分析和安慰；或者通过自我暗示化解矛盾；或者以大叫、痛哭的方法释放不良情绪。

通过一定的方式改变人们不良情绪的注意力，使苦闷得以解脱。在日常生活中遭人讥笑或讽刺时，不要怒形于色，而要自觉加强意念控制，超然于一般的“以恶抗恶”之上，化怒气为志气，变不利因素为前进的动力；在遇到矛盾纠纷时，不要钻牛角尖，而应借助各种有益的体育活动，如散步、打球、练气功等，使身体锻炼的肌肉紧张取代精神紧张，从而达到忘却烦恼的效果；当身处逆境时，可通过琴棋书画和自己的爱好等形式舒情畅志，或到室外哼上几首小曲消愁息怒。

以具体形象或言语作诱导，激发人们的情志朝有利于身心健康方向变化。只要重视情志调节，就能在新的基础上达到平衡。大量实践表明，当不良情绪袭来时,依据不同的对象、时机和场合,或引之以笑,或惹之以哭,或激之以怒,或施之以悲,就可使不利健康的情绪得到有效调节,使人体生理功能处于最佳状态。

为了克服性情急躁的习惯,可以通过下棋、书画等方法,磨炼自己的耐性和柔韧的劲头,久而久之便会自然地养成不急躁的好习性。在情绪低落时,不妨选择一件称心如意的衣服,常有改善情绪的特殊功效。平时自己认为穿得好看的衣服,穿在身上会有一种说不出的舒服感,郁郁寡欢的心情便随之放松。在心情不畅、烦事缠身时,不妨到公园等环境幽雅静谧的地方,伸开双臂拥抱大树 2～3 分钟,定会产生身心舒畅的效果。如果精神比较紧张,可坚持每晚用不同温度(用热水洗脚 2～5 分钟,然后换温水洗 2 分钟,再换微温水,最后用凉水洗 2～4 分钟)的水洗脚,能有效地缓解精神紧张状态找回好心情。

要想克服心胸狭隘的毛病,首先要加强个人的思想品德修养。同时,还可不断充实自己的知识,一个人知识多了,立足点就会提高,眼界也会相应开阔,气量也就会大起来。

嫉妒,通常是弱者所具有的一种心理。同时是一种人对人态度方面的消极因素。这种异常心理,既不利于社会的安定、家庭的团结,也无益于人本身的身心健康。因此,应该从积极的角度来认识老、病、衰这一人生的自然规律,用科学的态度来正确对待别人,也正确地估计自己。还要注意防止嫉妒心理的发生以及演变为病态的嫉妒妄想。多看些自己喜欢的书,从中吸取知识,寄托感情,以此来安慰自己。做些力所能及的事情,事情的成功,会产生自信感,借此消除嫉妒心理。嫉妒是一种突出自我的表现。在这种心理支配下,待人处事常常以我为中心,若出现嫉妒苗头时,要摆正自身位置,努力驱除妒忌心态。

重复和强迫记忆对常有健忘毛病的人很有效。常给自己提醒一种心理暗示,印象就会越来越深刻了。另外,物归原处,也是培养良好的生活习惯,保持清醒和有序的好方法。

老年人的忧郁来自力不从心,即使是对于那些原先完全有把握的事,也会表现出万分的焦虑,一百个不放心。如果这种忧郁的心理长期得不到控制,就容易使老年人患忧郁症、精神病,重者导致自杀的可能。如果老年人从社会和家庭生活中觉察到一种不安全感,以及对生与死、老与病的认识不足,如过分地害怕得病,非常惧怕死神的来临。穷的担心经济拮据生活无保障,富的则恐惧财产生命遭到劫难;还有的怕肥胖、怕孤独等,这样的老年人总让自己的神经处于高度紧张的状态,若不注意心理松弛的话,易得恐惧症。

过度地恐惧衰老,会造成不良的心理暗示,反而会使皱纹和白发增多。因此,拥有开阔爽朗的心态，就会显得年轻；积极的体育锻炼能充满朝气；合理的膳食结构、科学的作息时间，广泛的兴趣爱好是驻颜的秘方。

人的身心是一个统一体，许多病态的发生和发展都与心理状态有关。而经常看看老照片，可唤起美好的回忆，激励珍惜自己和对亲人的感情，增强战胜疾病，克服艰难的意志和决心，消除悲观失望的情绪，对恢复健康、防止早衰大有裨益。

有的老年人整天惶惶然若有所失，情绪低落，时间长了，就会变得焦躁易怒，性格孤僻。这不但对健康极为不利，容易加速衰老；也使亲属和周围同志不好接近。这样，就会变得愈加孤独寂寞。为避免这种情况的出现，就得从防止这种若有所失的失落心理做起。要尽量丰富生活内容，闲暇的时间，可以充分发挥自己的特长，满足自己各方面的爱好，以丰富精神和文化生活的需要。适时地探亲访友，与老友亲朋谈谈心里话，既可以联络感情，又可以抒发情怀，会带来意想不到的欢乐。

不做力不从心的事。衰老是人生必由之路，老年人的体力与智力不能与青年人相比。社会在前进，科学在发展，思想上难免有落伍的一面，想法和看法与社会潮流可能有一定距离。这是客观存在的，不必自卑、自弃，不要勉强做力不从心的事。有自知之明，正视性格变异的可能性。弄清楚可能出现的病理、生理原因，以及变异的表现和趋向，自我克制，自我纠正，遇事三思。退休以后突然改变几十年形成的生活习惯，难免有空虚、无聊、留恋、追忆的心情。克服这些情绪，有意识地充实生活内容。读书是填补精神空虚的良方。通过有计划地读几本好书，会使人在某些方面得以解脱，读书越多，知识越丰富，生活也就越充实。同时也可求得朋友支持、同情和理解，才不会感到空虚和寂寞。

骄傲和自卑，如同一个人极度兴奋或极其悲伤的刺激一样，不仅会使老年人的体内各器官出现相同程度的紧张或虚弱，从而使病菌趁机侵入体内，而且还容易使老年人产生沮丧、害怕、郁闷、焦虑和不满的情绪，这些情绪大大损害着老年人的晚年健康。一般来说，骄傲的老年人对于人际关系是不容易处理好的，这是由于他看不到自身的缺点。于是，会觉得社会和家庭对自己设置了障碍而感到压抑；而那些自卑的老年人常常会对生活缺乏追求的勇气，对自己缺少自信感，如果再把多疑的心理、压迫感或罪恶感融混在一起，最终这种不健康的心理就会使老年人患精神病。

心理卫生抗衰法

老年人在寻求健康长寿的过程中，应十分注重心理卫生。在谈及心理卫生时，人们可能很自然地要联想到生理卫生、环境卫生和饮食卫生等。大家知道，讲究生理卫生、环境卫生和饮食卫生，可以预防肺炎、结核、肠道感染和发育不良等许多躯体性疾病；而讲究心理卫生可以预防精神疾病、身心疾病等。因此，在讲究生理卫生的同时，还必须讲究心理卫生，努力克服不良情绪，这对人体保健、防止早衰十分重要。

必须树立正确的世界观和人生观。正确认识不良情绪对健康的危害，尽量保持情绪稳定，避免心理冲突。做到不为钱财添烦恼，不为功名伤脑筋。

学会自我解脱，减轻内心压力，正确对待家庭关系和良好的邻里关系，并主动结交一些志同道合的朋友。学会适应各种环境，使自己生活在和睦、欢乐、友爱、团结的气氛中。积极参加一些有益的社会活动，以求在活动中获得幸福和满足感。

加强自我修养，为人光明磊落，豁达大度，遇事能客观冷静处置，得“糊涂”时且“糊涂”。这样，才能纠正和防止不良情绪的产生，有益于防止各种疾病的发生，有益于人的健康长寿。

培养个人适应社会和促进社会发展的良好行为。每个人都是社会中的一员，其心理活动与社会环境是息息相关的。许多调查表明，社会因素不仅可以导致个体产生不良情绪反应，甚至引起身心疾病。保障每个人在一定社会环境中健康地生活，不仅对个人，而且对社会都是十分重要的。

培养、保持和增进个体健全的人格。一般说来，人格的健全主要表现在一个人具有良好的道德品质，积极向上的人生观和良好的个性特征，如心胸开阔、宽厚待人、不任性固执、不感情用事、不依赖他人等。人们常常看到自己生活的周围有这样一类老年人，他们慈祥安然，志趣高雅，乐观向上，老当益壮，具有一种内在的活力。可以说，这一类老年人的人格是健全的。

预防精神疾病的发生，很重要的一点就是预防精神疾病。精神疾病（如精神分裂症等）是较常见的疾病，它严重影响人们的身心健康，给社会带来很大的负担。这一类疾病的发生除了与遗传因素有关外，大多是由于外界不良刺激作用于人格素质不健康的人所致。要重视培养人们良好的心理素质，提高其应激能力，这样才能从根本上减少精神疾病的发生，达到心理上的防衰抗老的目的。

心理美容延衰法

心理美容，就是在注重外表形象美的同时，也注重自身修养的提高、气质的培养。为使青春常在，多数人都偏重形象美容，而忽视了心境对容貌变化的作用。其实，心理美容能真正帮助我们跨越年龄、容貌、形体等外在局限，是青春不衰、魅力永存的法宝。

人对年龄的变化十分敏感，尤其是女性，到了三四十岁，常会在心里否定自己，出现一种怅然若失的感觉。当往日的丰润、窈窕消失，松弛的皮肤和道道皱纹构成新的年轮时，昨天的自信、勇气、激情也会随之离去。这种心理上的衰老又必然反映到外貌上来，从而出现两者之间的恶性循环。尽管许多人想靠化妆、整形来挽留青春，但终因没从根本上调整自己的心态，还是不能收到好的效果。可见，人老先老心态。一个人的容颜的衰老，精神因素起着极大的作用。

为了延缓心理衰老，在注重心理美容的同时，应提倡跨越心理障碍，大胆追求外在美。因为这二者是相辅相成的。日新月异的社会发展，要求人的素质有一个新飞跃。人们只有不断汲取新知识，提高自身素质，调整好心理承受力，才能跟上时代的步伐；同时也应该不断改善和塑造自己的外在形象，以增加自己的魅力。

第3招 活学活用防脑衰

大脑结构的复杂和精细，功能的高超和完备都是无与伦比的。人的一切活动，包括语言、情感、行为活动等，无一不受大脑的支配和调节。人一过中年就会出现衰老的现象，不过衰老在各人之间存在着相当大的差异。有的人甚至过了70岁还丝毫没有这种感觉；而有的人还没到50岁就感觉到脑部已经老化了。因此，每个人尤其是中老年人要特别重视对大脑的保健，延缓大脑衰老。

食物健脑防衰法

1. 重视大脑的营养

蛋白质。脑细胞的30%为蛋白质。氨基酸结构比例平衡的优质蛋白质在大脑智能活动中起着主宰作用。蛋白质是智力活动的物质基础，是控制脑细胞兴奋与抑制过程的主要物质。蛋白质在大脑有兴奋和抑制作用，可以说，人具有思考、记忆等能力要归功于蛋白质。多吃富含氨基酸的食品，全麦面包、蜂蜜、葵花子、银耳、蛋、奶类、羊肉及鸡肉等富含优质蛋白质，可迅速地向大脑补充氨基酸等营养成分。另外，非养殖的鱼类（鱼和虾）、瘦肉、鸭肉、大豆和大豆制品等也是含有优质蛋白质的食品。据研究，鱼虾中含有丰富的优质蛋白质、锌、铁等微量元素。

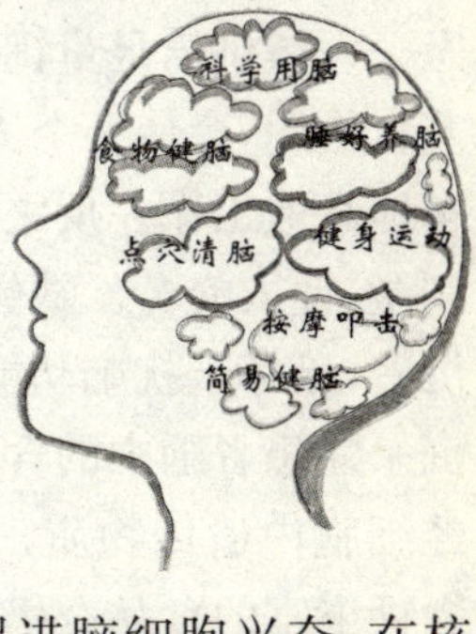

维生素。维生素对大脑是不可或缺的。充足的维生素C可以使大脑功能灵活、敏锐，并提高智商。维生素C、维生素B、维生素E、维生素D均可加强脑细胞蛋白质的功能，促进脑细胞兴奋，在核桃、芝麻、鳝鱼、乳品、蛋、小米、香菇、辣椒、绿色蔬菜以及新鲜水果中，维生素B、维生素C的含量较高。尤其因水果属碱性食品，能消除脑力活动时因酸性代谢物的积聚而产生的疲劳。当B族维生素严重不足时，就会引起精神障碍、烦躁、思想不集中，难以保持精神安定。含维生素B高的食物以鱼类最佳，多吃鱼对调节情绪大有益处，土豆和牛肉等含量也较高。

脂肪。脂肪是健脑的首要物质，在发挥脑的复杂、精巧的功能方面具有重要作用。宜多食一些坚果、芝麻、自然状态下饲养的动物等。坚果含有大量的蛋白质、不饱和脂肪酸、卵磷脂、无机盐和维生素，经常食用，对改善脑营养供给很有益处。脑细胞的60%由不饱和脂肪酸组成。在鱼类中含不饱和脂肪酸的首推沙丁鱼和鳕鱼，还有牡蛎、乌贼、虾、大马哈鱼、植物油、松子、葵花子、花生、南瓜子、西瓜子、芝麻和核桃中都含有丰富的不饱和脂肪酸。在日常饮食中，应注意脂肪量的供给，可多选植物脂肪，如橄榄油等。

碳水化合物。碳水化合物是脑活动的能量来源。碳水化合物在体内分解为葡萄糖后，即成为脑的重要能源。要适量食用杂粮、糙米、红糖、糕点等食物。

微量元素。要注意对大脑供给不可或缺的微量元素和常量元素。碘是组成甲状腺素的重要成分，若缺乏，会产生甲状腺功能低下而使人烦躁不安、兴趣弱、智力下降。海带与紫菜中富含碘。锗在人体内参与遗传过程，强化智力，有大脑“智慧素”之称，在人参和天然矿泉水中含有。锌是大脑蛋白质和核酸合成必需的物质，人体缺锌48小时即产生蛋白质合成障碍，干扰细胞分裂，造成智力下降。含锌高的食物有鱼、肉、蛋类及坚果等。铁与大脑感知关系密切，因大脑营养源基本是从新鲜血液中供给。铁质供应充足，红细胞运输氧的功能就提高，大脑就可以得到充足的氧，使人思路敏捷，记忆力加强。动物肝脏、豆类食品、黑豆、黑木耳、黑芝麻、红糖等食品中富含铁。钙可抑制脑神经异常兴奋，使大脑进入正常工作与生活状态。人体供给足量钙，经机体和大脑正常代谢程序后，对大脑细胞组织给予健康的养育作用，会使一个人在非常条件下具有注意力集中和镇静优势，保证大脑顽强勤奋地高效工作。反之，大脑在缺钙水平下，会造成情绪不稳定，生活小事就能造成刺激，使人疲劳。缺钙严重者，会使骨钙溶出增加，引起脑细胞及其末梢神经上钙沉着，破坏干扰脑功能，引起痴呆。缺钙还会导致铝在脑细胞内沉着，铝在老年性痴呆症患者脑中的含量比正常人高出数十倍。铝是一种强力交联剂，直接破坏神经细胞内遗传物质，引起细胞皱缩，可导致神经间连接断裂，从而造成记忆损伤。含钙丰富的食品有奶类、豆类、黑芝麻、菠菜、花生、冬苋菜、海带、小鱼、虾皮、虾米、鱼松、田螺等。人体缺钾会软弱无力，影响精力集中，钾元素直接连通大脑神经，使大脑神经介质正常有序地工作，确保大脑轻松。富含钾元素的食品有家禽、鱼、肉、牛奶、奶酪、粗粮、土豆、豆类和坚果、香蕉、荸荠、杏、柑橘类等。

2. 选用健脑防衰的食物

鱼类。鱼类可为大脑提供丰富的蛋白质，不饱和脂肪酸和钙、磷、维生素 B_1、维生素 B_2 等，它们都是构成脑细胞及提高其活力的重要物质，且可分解体内多余的胆固醇，使脑血管畅通。

鸡蛋。鸡蛋含有丰富的蛋白质、卵磷脂、维生素、钙、磷、铁等脑细胞所必需的营养成分，是大脑新陈代谢不可缺少的物质。鸡蛋含有较多的乙酰胆碱，是大脑完成记忆所必需的。常吃鸡蛋能给大脑带来活力。

动物脑髓。动物的脑髓含有大量的脑磷脂和卵磷脂，其中以鱼脑髓为最佳。因为鱼脑中的鱼油含有两种不饱和脂肪酸：二十碳五烯酸（EPA）和二十二碳六烯酸（DHA）。这两种物质对大脑细胞，尤其是脑神经传导和突触的生长发育有着极其重要的作用。而经常吃鱼，尤其是鱼脑，可多吸收 DHA，从而活化人的神经细胞，改善大脑功能。但需要注意的是，由于鱼脑中胆固醇含量也较高，因而老年人尤其是患有心脑血管疾病的人不宜食用。

桂圆。桂圆具有补益心脾、益血安神等功效。凡是因为心脾两虚导致的健忘、失眠、心悸、智力衰退等，可以通过服食桂圆来调整。脑力劳动后神经兴奋易致失眠，用桂圆肉煮汤喝，可起到安神和安眠的作用。

核桃。核桃含脂肪较高，其主要成分是亚酸甘油酯，这种油脂可供大脑基质的需要，经常食用有健脑益智的作用。吃核桃仁可滋养血脉、增进食欲、乌须生发，对大脑神经有益，是治疗神经衰弱的辅助剂，能延缓记忆力衰退。核桃还是需要长时间集中精力（如作报告、开会、举办音乐会以及长途开车）的理想食品。

芝麻。芝麻含有丰富的抗衰老成分维生素 E，能促进细胞分裂，推迟人体细胞的衰老。常食芝麻可抵御或中和细胞内的衰老物质“游离基”的积聚，起到健脑抗衰的作用。

花生。花生含有人体所需的多种氨基酸，经常食用能增强记忆，降低血压，延缓脑功能衰退。

红枣。红枣有养胃健脾，益血壮神等功效，还能安神和解除抑郁。

苹果。苹果除含有糖、维生素和矿物质等大脑必需的营养素外，还含有丰富的锌。锌是脑细胞中不可缺少的重要元素，有利于增强记忆，促进思维活跃。

香蕉。香蕉可向大脑提供重要的物质酪氨酸，而酪氨酸可使人精力充沛、注意力集中，并能提高人的创造能力，香蕉中还含有可使神经“坚强”的色氨酸，有了色氨酸，任何压力都无法使你失去平衡，色氨酸还能形成一种叫做“满足激素”的血清素，这是一种神经介质，它能使人感受到幸福、开朗，可预防抑郁症的发生。香蕉富含各种维生素和钾。常吃香蕉有较好的健脑防衰作用。

柚子。柚子含有大量维生素 A、维生素 B_1 和维生素 C，属于典型的碱性食物，可以消除大量酸性食物对神经系统造成的危害。常吃能使人精力充沛，有醒脑促进记忆的作用。橘子、柠檬等也有类似的功效。

菠萝。菠萝是演员和音乐家最喜欢的水果，因为背诵台词和乐谱，需要补充很多的维生素 C；菠萝还含有一种重要的微量元素锰，而且菠萝热量少，能增强记忆力。

蜂王浆。蜂王浆能刺激大脑、脑下垂体和肾上腺，增强细胞活力。近年来研究证明，蜂王浆对防治早衰有效。蜂王浆能刺激大脑、脑下垂体和肾上腺，促进组织的供氧和血液循环，从而振兴渐衰的生命。

牛奶。牛奶中的蛋白质及钙的含量都很高，可增强体质，为大脑提供所需的多种氨基酸。在保证充足热能摄入的情况下，应该多摄入蛋白质食物如奶类及其制品。牛奶中所含的优质蛋白质中有一部分是人脑所必需的氨基酸和钙类，而钙是脑代谢不可缺少的重要物质。

香菇。食用香菇有利于健脑防衰，对高血压，动脉硬化有较为明显的疗效，有消除疲劳、提神、稳定情绪、防止贫血和癌症等功效。

木耳。木耳含有蛋白质、脂肪、矿物质、维生素等多种营养元素，是健脑、补脑佳品。

黄花菜。黄花菜富含蛋白质、脂肪、钙、铁、维生素 B_1，这些都是大脑代谢所需要的物质，因此有“健脑菜”之称。

洋葱。洋葱含有抗血小板凝聚的物质，能够稀释血液，改善大脑供血，对消除心理疲劳和过度紧张大有益处，还可以稀释血液，从而改善大脑氧的供应状况。每天吃半个洋葱可以收到良好的健脑效果。

小米。小米含有较丰富的蛋白质、脂肪、钙、铁、维生素 B_1 等营养成分，有“健脑主食”之称。小米具有防治神经衰弱的功效。平时要注意以大米、面粉、玉米、小米等为主食，保证脑细胞的重要热能来源，因为由食物转化的葡萄糖供给热能最快。

豆类及豆制品。这是自然界最好的植物蛋白来源。大豆中富含人脑所需的优质蛋白和 8 种必需氨基酸，这些物质都有助于增强脑血管的功能，另外还含有卵磷脂、丰富的维生素及其他矿物质，特别适合于脑力工作者。更值得一提的是，大豆脂肪中含有85.5%的不饱和脂肪酸，其中又以亚麻酸和亚油酸含量为多，它们具有降低人体内胆固醇的含量，对中老年脑力劳动者预防和控制心脑血管疾病尤为有益。

大蒜。大蒜含有的大蒜素，有消炎、杀菌作用，把大蒜和少量的维生素 B_1 一起服用，可产生一种叫“蒜胺”的物质，这种物质能发挥比维生素 B_1 更好的作用。因此，大蒜具有降血脂和补脑的作用。

胡萝卜。胡萝卜含有比较丰富的胡萝卜素，能预防和消除大脑疲劳，提高记忆力，因为胡萝卜有能加快大脑新陈代谢的作用。

肥肉。适当地吃点肥肉，对大脑有一定的好处。因为肥肉中含有丰富的磷脂，是构成神经细胞的不可缺少的物质。动物性脂肪对维持脑功能有一定作用，可定时吃一点肥肉，植物和动物脂肪的摄入比例应为7∶3。

花茶。在春天饮用花茶，能够帮助人体散发冬天积郁在体内的寒气。浓郁的茶香，能促进人体血液循环，令人精神振奋、大脑清新，有利于提高工作效率。

生姜。生姜能使人的思路开阔，它所含的姜辣素、挥发素、挥发油能使血液得到稀释，血液流动更加通畅，以便向大脑供应更多的氧。经常吃生姜对新闻记者、艺术家尤为重要。

3. 饮食注意事项

防记忆力衰退。中年以后，应常吃一些含胆碱、卵磷脂高的食物，如大豆、豆制品、蛋、鱼虾、花生、芝麻等，有利于大脑工作。

脂褐色素是脑细胞中的“垃圾”。若能清除脂褐色素，就能使衰老的脑神经恢复青春。据研究，抗氧化剂和维生素E等对减少脂褐色素的沉积都有一定的作用，故中老年人应多吃莴笋、圆白菜、苹果、芝麻、玉米等富含维生素E的食品。

“食过饱，伤大脑”。比较科学的膳食安排，理应“早吃好、午吃饱、晚吃少”。应注意调节食量，每餐宜吃七八成饱，有望能推迟大脑衰老。

细嚼慢咽。吃饭时在细嚼慢咽过程中，面部肌肉和牙齿的运动量加大，可促进大脑皮层运动，增加大脑皮层的活力，起到预防大脑老化和老年痴呆的作用。

睡好养脑防衰法

一个人生命中大约1/3左右的时间在睡眠。在某种意义上说，睡眠比日常其他如饮食等对于生命和健康更为重要。因为人在卧睡时脑和肝的血流量是站立时的7倍。睡眠可以使体内所有系统的运动都缓慢下来，如心脏跳动缓慢，血压降低，体温降低，使能量的释放大大降低，从而达到保存能量的作用。同时睡眠能促进生长激素释放，并有利于各种活性酶的激活，生长激素在夜间熟睡时的分泌量要比白天高出 5～7 倍，它有利于儿童和青少年的生长发育，也能激活中老年人体内各种活性酶，从而加速新陈代谢，延缓大脑衰退。

睡眠是使大脑休息的重要方法，人在睡眠时，大脑皮层处于抑制状态，体内被消耗的能量物质重新合成，使经过兴奋之后变得疲劳的神经中枢重新获得工作能力。科学的作息制度与睡眠节律相一致。一上床就会很快入睡，一起床就是觉醒时间。保证有足够的睡眠，通常成人每天平均睡眠时间应保持在 8 小时左右，并且保证高质量，让大脑得到充分休息，以消除脑的疲劳，使人重新获得清醒的头脑和充沛的精力。睡眠是使大脑获得休息的最佳方式，睡眠不足，大脑就昏昏沉沉，工作、学习的效率也不高，日积月累会影响大脑的灵活性。

“睡眠好，养大脑。”睡眠须讲质量，不是睡眠越多越好。心态平和，定能安然入睡。据专家称，人完全苏醒状态只能持续 4 小时，这是由体内“生物钟”控制的。除了夜间睡眠外，白天也会有 2～3 次小睡的要求。老年人看电视和饭后爱打盹是正常的，专家称打盹为人体“充电”。“充电”后头脑清爽，精力倍增。

患失眠的人应及时治疗，同时要防止对安眠药的依赖。确保睡眠的时间和质量，以消除大脑疲劳，保持充沛的精力。

不要蒙头睡觉。蒙头睡觉时，随着被子中二氧化碳浓度增高，长时间吸进污浊空气，对大脑危害极大。

不要午睡时间过久。午睡时间过久，大脑神经会加深抑制，促使脑细胞毛细血管关闭时间过长，使大脑的血流量相对减少。

不要饭后即睡。饭后即睡会使大脑的血液流向胃部，由于血压降低，大脑的供氧量也随之减少，造成饭后极度疲倦。引起心口灼热及消化不良，还会发胖。如果血液已有供应不足的情况，饭后倒下便睡，这种静止不动的状态，极易招致中风。

不要睡懒觉。睡懒觉会使大脑皮层抑制时间过长，天长日久，可引起一定程度的大脑功能障碍，导致理解力和记忆力减退，还会使免疫功能下降，扰乱机体的生物节律，使人懒散，产生惰性。全身的营养输送不及时，影响新陈代谢。由于夜间关闭门窗睡觉，早晨室内空气混浊，恋床很容易造成感冒、咳嗽等呼吸系统疾病的发生。

科学用脑防衰法

大脑的健康与否，关系到人的整个机体。大脑是人体的最高司令部，它统率和控制着身体各系统器官的一切活动，使它们密切合作，协调一致。如果一个人能经常勤奋用脑，输入大脑的血液和氧气就充足，有利于加强脑细胞的发育，增强活力，就能延缓脑衰老。脑不衰老，当然它所统率指挥的全身器官，也会延缓衰老。

"体怕不动，脑怕不用；动则不衰，用则不退"。这句俗语提醒老年人，长寿养生，切莫懒于用脑。为了保护脑细胞的年轻化，使其充满活力，关键在于适当地予以刺激。人的大脑受到的信息刺激越多，脑细胞就越发达，就会老而不衰或老而迟衰。反之，受信息刺激少，衰退越早，甚至年龄不到40岁，就未老先衰。

在日常生活中，老年人用脑，必须讲究科学，预防大脑疲劳，使大脑得以适当休息，才会使大脑健康。相反，如果不断刺激大脑，勉强维持它的兴奋，就容易造成兴奋与抑制关系的紊乱，就可能引发某些疾病。

现代医学证实，乐观开朗的人由于经常处于情绪舒畅愉快的状态中，有利于脑的兴奋和抑制的调节，能保护大脑功能。要努力保持积极向上的精神状态，因为愉悦的心境有利于神经系统与各器官、系统的协调统一，使机体的生理代谢过程处于最佳状态，反馈性地增强了大脑细胞的活力，对强化记忆和提高用脑效率亦颇有助益。

生命在于脑运动，脑力运动是保证大脑功能最有效的一种方法，更是健康长寿之宝。但用脑要学会科学用脑，勤用脑可使脑细胞活跃，延缓大脑功能衰退。左右大脑半球的功能是不一样的，左半脑主司语言、符号与逻辑思维，偏重于读写能力及抽象思维；而右半脑的定向感知力强，惯于合成、整体与直观，以具体形象为主。因此，老年人在读书看报，写写算算时，有利于活跃左半脑，但思考时间长了容易产生疲劳感。这时就要听听优雅的音乐，练练书法、绘画，或到野外走走，玩山戏水。这时，右半脑兴奋，让左半脑休息。两者有机地结合，可使大脑的不同神经细胞通路网络都得到锻炼，兴奋与抑制协调自然平衡，从而使大脑功能保持最佳状态，思维敏捷，反应灵活，使人虽老而青春犹在。

据研究，在日常生活中，如果老年人单调地使用看、听、读、写的学习方法，比较容易产生疲劳，把几种方法配合或交替使用，不仅不易疲劳，还可提高记忆效率，会收到较好的效果。中老年人要多用脑，如坚持读书看报，绘画，下棋，培养多种兴趣爱好。研究表明，经常用脑的65岁老年人，其脑力并不比不爱动脑的35岁的年轻人差。

老年人感觉大脑疲劳了，就要休息一下。老年人经过一天紧张的工作学习后，最充分的全身性休息是睡眠；适当参加一些消遣性娱乐和体育活动，如欣赏音乐、观赏花草、散步漫游以及某些体力劳动，可以调节大脑，改善大脑的供氧，促进大脑代谢。在连续进行紧张的智力活动2小时左右后，应有一段休息时间。注意变换脑力活动内容，使大脑管理不同功能的部分得到轮流的兴奋与抑制，可以保持大脑工作的高效率。

清晨应到户外进行保健运动，呼吸新鲜空气，使大脑得到充分的氧气。学习疲劳时，听一听美妙动听的鸟叫，欣赏悦耳的音乐，观赏美丽的花草树木，可消除疲劳，提高脑功能，达到浴脑的目的。

在身体欠佳或患各种急性病时，勉强坚持学习或工作，不仅效率低下，而且容易造成对大脑的损害。日常生活中，老年人感觉大脑疲劳了，要避免烟酒对大脑的不良刺激。

勤快用脑变年轻

多用脑可防智力早衰。现代科学研究表明，勤于思考的老年人，脑血管经常处于舒张状态，使神经细胞获得良好的营养，大脑功能就不会衰老，有利于健康长寿。勤用脑可以改善脑的血液循环，使之供氧充足，脑细胞代谢正常，活力增强，减慢大脑衰老的速度，是保证大脑健康的重要途径。勤用脑既可防身体衰老，也可防智力早衰。加强脑力的锻炼，越老越聪明。多用脑有益健康。学习能使人精神振奋、情绪乐观、积极向上、生活充实、思想开阔，从而把忧愁、烦恼、孤独、寂寞、沮丧、无聊等不良情绪抛到九霄云外。积极学习和积极思维能帮助大脑产生一种叫神经肽的更高级的化学物质，它能使细胞抗病能力增强，有利于维持身体多组织器官的代谢，并能推迟组织器官的老化。可以说，人的头脑越是勤奋地工作，其身体状况就越好。

大脑勤奋脑力老化慢。受过高等教育、经历复杂、生活方式比较刺激的，或是配偶活泼的人，脑细胞的老化过程也就发展得慢。相反，固执己见、死板不活跃、对生活总感不满意者脑力退化快。不要害怕用脑，用脑越多，大脑内各种神经细胞之间的联系越多，形成的条件反射也越多，脑子就更灵活，而整天无所事事，无所用心的人，不仅智力降低，而且大脑容易萎缩和早衰。老年人积极有效地参加脑力运动，不仅可以延缓大脑衰老，而且可以预防老年性痴呆症的发生。

年老不等于智力衰退。脑功能在总体上是随年龄的增长而减退的，但在注意能力、计算能力和程序记忆力等方面，一般不会因年老而改变。长期以来，人们一直认为人的脑功能会随着年龄的增长而逐步衰退。我国心理学家近期研究发现，老年人在经过学习和训练后，某些记忆和智力测验成绩可达到未经训练的青年人的水平。

大脑的健康和活力是衰老的关键。脑子经常接受新奇的体验和刺激，是保证脑力不退化的要诀，越是活泼敏锐的脑子，退化就越慢。凡是勤用脑、科学思维的人，性格开朗，情志乐观，言行举止，所思所为都能导致心情愉快、舒畅和全身松弛。根据生物器官“用进废退”的原理，勤于用脑，可使大脑的记忆迹（管记忆的大脑功能部位）得到强化，使脑细胞形成信息之间的固有关系，使知识和经验越积越多，学识更加广博。活到老学到老，更要思考到老。

总之，无论脑力劳动者还是体力劳动者，晚年应尽量用脑，以减缓脑部衰退，保持大脑年轻。

活动手脚健脑防衰法

上了年纪的人记忆力都有所减退。究其原因，是由于大脑中的血液流通不畅所致。美国科学家在研究中发现，尽可能多地活动手，尤其是手指，就会促进大脑中的血液流通，记忆力也会明显提高。因此专家建议，40 岁以上的人经常做手指运动，如每天玩健身球 10～15 分钟，或搓手指 10～20 分钟，或做一种活动手指的活动，如弹钢琴，拉二胡、拉小提琴，剥核桃仁等，都是很好的手指运动方式，对大脑保健十分有益。

从大脑皮质的感觉和运动机能方面来说，手指占的比重最大，因此经常活动手指刺激大脑，可以阻止及延缓细胞衰老退化过程。手指的触觉灵敏度最高，管辖手指的神经中枢在大脑皮层功能区域面积最广泛，仅大拇指的运动区就几乎相当于大腿运动区的 10 倍。活动手指能给脑细胞以直接刺激，阻止和延缓脑细胞的退化过程。左手受右侧大脑支配，右手受左侧大脑支配，交替使用和锻炼左右手，可以更好地开发大脑右半球和左半球智力。注意平衡两手的运动量，多活动相对不够灵活的那只手。使手指常做一些比较精细的活动，以增强大脑和手指间的信息传递，如打球投篮、摆弄智力玩具等，边做边思考，手脑齐动，这样健脑效果会更好。

由于左手受右侧大脑支配，右手受左侧大脑支配，最好学会两手“左右开弓”，以利于全面开发左右脑的功能，通过手动促脑灵。注意平衡两手的运动量，多活动相对不够灵活的那只手。喜欢用右手的人要多锻炼左手，左手的人要有意识地锻炼右手。培养手指灵活性，做一些比较精密的活动。手指活动要多样化，避免单一模式，这样可以加强手指和大脑间的信息传递。

玩健身球时，可手托两球，用五指拨弄球，每天早晚各做 1 次，可刺激手掌的神经，不仅使手指动作更加灵敏，而且能有效地刺激大脑，延缓大脑衰老。人的手各有三条阴经和三条阳经，联系贯穿着头、脑部和内脏，特别是手掌侧面上分布许多穴位，手指拨球在掌心旋转，使手的全部关节都处于运动之中，球体对手掌各个穴位的不断刺激，能疏通经络，促进气血流通，改善内脏血液循环，解除精神疲劳和忧愁烦闷，起到健脑增智的作用。

脚虽是离大脑最远的部位，但两者关系密切，勤动脚有独到的健脑益智作用，因此有“脚为心之泵”之说。勤洗脚、搓脚心或挠脚、踢脚等可刺激涌泉穴与脚底神经，可供给脑以充足的能量，有助调节情绪、活跃思维。

梳头张嘴健脑防衰法

勤梳头能疏通血脉，有助于脑部的血液循环，增强记忆力，并有利于预防老年痴呆症的发生；能健脑提神、缓解精神紧张、促进睡眠、消除疲劳，延年益寿。每天可用梳子由前向后，再由后向前；由左向右，再由右向左。如此循环往复，梳头数十次或数百次后，再把头发整理、梳至平滑光整为止。也可在清晨起床用双手十指从前发际到后发际做“梳头”动作 12 次；然后两手拇指按在两侧太阳穴，其余四指按住头顶，从上而下做直线按摩 12 次；最后，两拇指在太阳穴用稍强的力量做旋转活动，先顺时针转，后逆时针转，各 12 次。上述按摩早晚各做 1 次。经常坚持按摩，可收到提高智能、养神健脑的效果。

张嘴运动是一种简便易行、不学便会的强身健脑法。据观察，经常张嘴运动的人，思路敏捷、面色红润、黑发白齿、耳聪目明、老当益壮。嘴巴张合过程中的面肌运动、深呼吸运动、叩齿动作，能通过面部的神经反射刺激大脑和增加脑供氧，使大脑清醒，思路敏捷，工作效率提高，并能预防白发、脱发、老年性痴呆、脑中风等。方法是将嘴巴最大限度地张开，深吸一口气，然后向外哈出后再闭合起来，张合嘴巴时轻轻叩击牙齿。这样有节奏地一张一合嘴巴，连续 100 下左右，直到感觉面部微微发热为止，所用时间为 2～3 分钟。最好在空气新鲜的地方练习。每天早晚各练习 1 次，不过当感到疲乏时也可不拘时间、地点地进行练习。

按摩叩击防脑衰法

衰老最突出的表现是大脑的退化，这对从事脑力劳动的人尤为显著。对头、面、颈、发等部位进行适当的按摩，能直接刺激连接大脑皮层的经络系统，促进脑部的血液循环，疏通经络，提神清脑，安神益智，还可以防治头痛、头昏、失眠等症，从而达到旺盛精力、延缓脑衰、增强智力的目的。

按摩百会穴（即头顶两耳尖联线的中点）。用两手中指指尖，按在头顶处的百会穴两侧（指距约2厘米），然后，两指向穴位处用力按摩，待酸胀感自穴位扩散至头顶部，再继续按压约1分钟。有清脑安神功效。

按揉风池穴（位于耳后枕骨下）。取坐位，先用两手中指的指尖，按在颈后部的风池穴上，逐渐用力向下按压，待穴位处出现酸胀的感觉时，再用手指由内向外作环形揉动，直至酸胀感传至同侧前额区时再继续停留片刻，接着，移指向下按揉颈后约1分钟。能使人聪慧明目。

按揉太阳穴（位于眉梢外角1寸处）。用两手拇指指面，按在两侧太阳穴，逐渐用力按揉，待酸胀的感觉自穴位扩散到头两侧时，再继续按揉约1分钟。

点按攒竹穴（位于眉毛内侧端处）。屈肘置桌上，两手半握拳，拇指伸开，以拇指附于眉中。然后，两拇指逐渐用力向穴位上方顶压，待穴位周围至眼区有酸胀感时，再按压约1分钟后松指。

屈指按头。两手五指的指间关节，屈曲成"鹰爪状"，两手五指指尖，附着在与手同侧的发际边缘，并逐渐用力向下按。按压时，在酸胀感觉出现后，再向后移1指，如法按压直至头顶，操作6～9次。

两手食指屈成弓状，第二指节内侧贴印堂，先揉按印堂及睛明穴1分钟，然后由眉间向前额两侧揉抹约50次左右。

擦面推耳。两手如浴面状，掌面紧贴在同侧的面部，做上下往返的擦动，直至面部出现热感为止。擦面推耳可以发扬五脏之精气，并可利耳通窍。

掩耳弹脑。用掌心紧按住两耳孔，其他手指放在枕后，两手食指的指面架在中指背上，用食指的指面，用力敲弹后头枕部，约20余次，然后，掌心骤然离开耳孔，此时，耳内即有"咚咚"声响，如此继续闭放约10～15次。可健脑助听。

轻摩前额。两手握拳，虎口向内，用食指的中节按在前额眉之间，然后分开拉到两侧太阳穴处，反复摩按20次。

点叩头顶。双手十指分开，以指腹由前额向枕后点扣9次，再从头顶向耳侧点叩9次，点叩之处以感舒适为度。

叩击清脑。静立或静坐，双手掌相对摩擦生热后，十指分开用指端叩击头部，整个发际都要叩击，每次100下。开始叩击力度宜轻，以后逐日加重力度，以本人能耐受，叩击后头脑清醒为度。

点穴清脑防衰法

开天门。从两眉中间印堂穴上行至发际神庭穴成一直线，称天门线。用两中指自下向上推按 50 次。

推囟门。从前发际正中下边缘直上，至百会穴前陷中。两中指从前向囟门穴处推按 50 次，然后再用中指点按囟门穴 10 次。

推天柱。从颈后发际正中处向下至第七颈椎成一直线，叫天柱线。用拇指或中指自上向下推按 50 次。

抹桥弓。自双耳后翳风穴至缺盆穴成一斜线，叫桥弓线。用手指指肚自上向下推抹 20 次。

点风池。风池穴位于颈后两侧枕骨下脖子后大筋斜方肌两旁，头发边内的凹陷处。用双手中指同时按 20 下。

捏颈窝。颈后两侧发际下缘凹处，用拇指和中指从颈后两侧捏拿 1 分钟。

擦拍防脑衰法

头面是大脑的外围。因此擦拍头面，能通过调和五脏、调和气血而益智聪明，振奋精神。

两手掌相对，摩热后两掌贴附于鼻翼两侧的面部。五指并拢上下往返推擦 20～30 次，使其发热。

两手掌心相对摩热后，两手掌分别贴附于鼻翼两侧的面部，五指并拢，左手作顺时针方向，右手作逆时针方向分别旋摩两侧面颊 20～30 次，使之发热。

两手四指并拢，从额部中央开始。左手顺时针方向，右手逆时针方向，分别轻轻拍打，在鼻的两侧形成两个圆形的拍打面，各拍打 20～30 次。

双手四指交叉，两掌心按在后脑上，大拇指向下，往下轻擦到大椎穴处，如此往返擦按 20 次。然后双手握拳，用拳面轻轻拍打项后 20 次。再五指交叉抱住后枕部，头颈部尽量后伸，然后前俯胸前。为一次动作，作 10 次，注意头向后伸时，双手要稍用力有所抵抗。拍项活动能调节颈部肌群的紧张度，疏通经脉，振奋精神。

健身运动防脑衰法

坚持体育活动，促进血液循环，增加大脑供氧、供血量，特别是小脑功能只有通过运动才能保持不退化。对于经常持续伏案工作的中老年人来说，养成体育锻炼的习惯具有重要意义。因为体育运动能调节改善大脑各中枢的兴奋与抑制过程，促进脑细胞代谢，使大脑功能得以充分的发挥，延缓大脑老化。

清晨起床后或傍晚临睡前，到户外（最好是到山水秀丽的郊外或公园中）去散散步或做做体操、打打太极拳、慢跑等，活动一下身体，吸收一点户外的新鲜空气，可使大脑得到充分的氧气，促进脑细胞的新陈代谢，使身体各部位获得最大的供氧状态。大脑得到充足的氧气，能激活处于抑制状态的神经细胞，晨间运动既有利机体整体生活调节，更有利于大脑保健，且室外景物令人赏心悦目。

凡是增氧运动皆有健脑作用，尤以弹跳运动为佳，能供给大脑以充分的能量。弹跳运动不仅能促进脑中多种神经递质的活力，使大脑思维反应更为活跃、敏捷，而且还可提高心脏功能，加快血液循环，使大脑享受到更多的氧气和养分。跳绳不仅能加强心脏功能，促进血液循环，还有增强上下肢灵敏度、改善平衡机能的作用。人在跳绳时，身体以下肢弹跳和后蹬动作为主，以臂摆动，胸、腹、背、膈肌都参加活动，所以大脑也不停地运动。同时，手握绳头不断地旋转会刺激拇指相关的穴位，进而增加脑神经细胞的活力，所以，跳绳不仅有益于增加心肺功能和身体素质，而且是一项非常有效的健脑活动。

摇扇可以成为一种最简单的健脑防衰锻炼。大脑的血液供应是通过颈内动脉和椎动脉两套血管完成的，它们都分布在颈项部，与上肢邻近。上肢的运动能间接地改善血管的舒缩功能，加速血液的流动，使脑组织的血液供应更为充足，这对于防止脑功能衰退无疑是有益的。摇扇没有明显的左右手选择，所以经常使用左手摇扇，借以锻炼大脑右半球，不仅可以减少脑卒中的发病，还可增强大脑的功能。

慢跑和行走是人体最完美的运动，不但有利于锻炼肌肉和心脏，而且可以锻炼大脑。坚持每天散步是极有效的健身之道，它可以增加大脑内的氧，饭后散步有助于消化。如身体过胖，饭前走15分钟可减少食欲，有助于控制体重的增加。散步的时间可灵活掌握。

倒立能健脑强身，加快血液循环，改善循环功能，增强人体的吸氧量，能够在根本上对疾病起预防作用。身体倒立能解除疲劳，消除紧张状态，促使心神稳定，精力集中。

坚持进行空拳捶后脑锻炼，能起到激发精气、通经活络、调理脏腑、补肾健脑的作用。每天清晨起床前，先将双手掌相互摩擦发热，然后握好空拳，轮流对后脑部轻轻拍打100下，注意不要用力过猛。照此法坚持每天锻炼，对健脑大有益处。

在较长时间的单调工作或读书、写作后，应及时转换另外的不同性质的活动，使大脑神经松弛而不过分疲劳，脑力保持最佳状态。体育运动是较好的转换活动的方式，积极有趣的体育活动可以促进疲劳消除，体质增强，身体更健康。

经常用手掌按摩脚心使其发热，有健身健脑、益智长寿的功效。按摩时，先用热水泡脚，然后再按，来回100次。

打哈欠不但可以消除疲劳、减轻困倦，还可起到健脑的作用。这是因为口腔是离大脑最近的器官之一，打哈欠时，刺激嘴巴上下腭、口腔和咽喉运动，增加了脑部血液供应量，加强了脑功能。打哈欠正是大脑缺氧引起的，打哈欠后能增多血液中含氧量，缓解大脑缺氧状态，从而提高大脑的活力。

经常拉拉耳垂，能起到激发精气、通经活络、调理脏腑、补肾健脑的作用。找一个安静的地方，全身放松、入静，然后用右手从头顶伸至左耳朵，用大指、食指、中指捏住耳上部，向上牵引36次(一拉一放)；再换用左手从头顶伸至右耳尖、用同样方法向上牵引36次。每天早晨做一次。牵引时的力量，以耳朵不感到疼痛为宜。

做手指操健脑防衰法

经常以手指为中心进行各种活动，对灵活手指、疏通经络、训练小脑平衡协调能力及延缓大脑衰老程度都具有良好的效果。

对指运动。微屈五指，以大拇指依次对齐食指、中指、无名指、小指，需使两指指尖相掐。可双手顺序或反序进行。

弹掐运动。以拇指指尖依次对准食指、中指、无名指、小指末节关节处，迅速有力地弹开，再分别以食指、中指、无名指、小指对准拇指末节关节处作同一动作。可两手同时进行。

屈张运动。五指张开，掌心朝下，从小指到拇指依次屈握成拳，同时翻腕变为拳面朝上。再从拇指至小指依次张开，转腕变为掌心朝下。可两手同时进行。

搭指运动。五指张开，掌心向外，以中指搭于食指背上并由上向下极力压之、复原；再搭于无名指背上由上向下极力压之。亦可用食指压中指、无名指指背，或用无名指压食指、中指指背。

绕指运动。左拇指触右食指，右拇指触及左食指，在上接触，在下分开，水车式进行。熟练后可换成一手拇指依次触另一手的食指、中指、无名指、小指，方法同前。

做单侧操健脑防衰法

人的大脑分为左右两半，右半脑支配左半身，左半脑支配右半身。由于绝大多数人的右半身活动较多，因此左半脑的使用频率高，容易产生疲劳，以致使人无精打采，记忆力减退和神经衰弱。为此，日本工业教育研究所的科学家设计了一套体操，就是以左半身活动为主，从而发挥右半脑的作用，以增强记忆力。

全神贯注地站着，左手紧紧握拳，左腕用力，向前弯臂，恢复原状。重复 8 次。

仰卧在床上，左腿伸直上举，将上举的腿倒向左侧，但不能碰到床，恢复原状。重复 8 次。

保持直立姿势，左臂向左侧平举，然后上举，头不动，恢复原状。重复 8 次。

身体从直立姿势慢慢向左倾倒，以伸直的左手和左脚尖支撑身体，弯左膝以起身，回到原来的姿势。重复 8 次。

俯卧，用腕和脚尖支撑身体。弯臂，同时将左腿向后抬高，右臂尽可能不用力。慢慢地重复屈伸手臂 2 次。目标是 8 次。

以上动作每日早晚各做 1 遍，只有坚持不懈才可收到良好的效果。

简易健脑防衰法

双足开立，闭目养神，屏除杂念，两臂向上高举，扩胸用鼻吸气，然后双臂放下，稍用力由口呼气，反复 8 次。

用两手大拇指同时揉两侧太阳穴，旋转揉动，先顺时针、后逆时针，如此反复各转 12 次。

先用右手拇指与其余四指对称相合用力于左肩井穴处，着力向上拿提 12 次；然后，用左手同上法拿提右肩井穴 12 次。

两手摩擦生热后，在面部由上而下，摩擦 12 次。

两手掌按住左右耳朵，两手食指架在中指上，放在头后部，轻轻叩打 12 次；最后，手掌按压耳朵，再骤然放开，连续按压放开8次。

两手食指屈成弓状，第二指节内侧贴印堂，先揉按印堂及睛明穴1分钟，然后由眉间向前额两侧揉抹约50次左右。

以两手拇指螺纹面，紧按两侧太阳穴处，先揉按1分钟后，再在颞部(耳朵上方部位)由前向后往返用力抹20次左右，以酸胀为宜。

用两手拇指螺纹面，紧贴风池穴(后脑勺下颈椎骨末端两侧)用力做旋转按揉50次左右，以酸胀为宜。

在做上述动作时，要闭目放松精神，排除杂念和外界的干扰，手法由轻渐重，次数由少逐渐增多。坚持做此操可改善脑部血液循环，增强记忆，益智提神；对头昏脑涨、健忘、注意力不集中、耳鸣耳聋、脑血管疾患、失眠等均有防治作用；除此还可增强抵抗力、防感冒。

预防脑萎缩法

要积极治疗身体的疾病，因为疾病影响情绪，不良情绪可促使脑活动功能的减退；要改善不良环境刺激因素的影响；积极预防疾病，如对动脉硬化等疾病的预防；应用医学保健知识，改善营养，提高脑力；注意饮食卫生，特别是要限制铝的摄入量，补充有益的矿物质与必需的微量元素。要适应市场经济和社会发展的变化，适应社会因素对脑活动的影响；保持心情愉快，家庭和睦，能够正确地对待、处理心理挫折；多参与社会交往、多与青年人交谈；保持对事业的执著追求。

第4招　养颜去皱防肤衰

人到老年，皮肤的抵抗力降低，对气温变化特别敏感，同时色素斑、皱纹、皮肤松弛等现象不期而至。老年人的皮肤变化，是不能恢复的，但只要注意保持皮肤的卫生，注意合理的营养，保证有充足的维生素，保持良好的生活环境，加强面部皮肤锻炼，采用按摩方法以促进皮肤的血液循环，减少皱纹，延缓皮肤的衰老进程。

食物防止皮肤衰老法

1. 合理摄取食物中的营养

人的皮肤正如一面镜子，能准确地反映出我们真实的年龄、生活习惯以及体力和精力状况。常言道："吃在脸上，穿在身上。"皮肤是饮食营养状况的"窗口"，皮肤健美与否，可以衡量其膳食水平和养生防衰之道。膳食中应该含有机体需要的一切营养素，即蛋白质、脂肪、碳水化合物、维生素、无机盐和水。这些营养素都是身体健康，皮肤防衰与维持生命所必需的能源。皮肤衰老的明显特征就是皮肤出现黑斑、皱纹、变得粗糙。皱纹是由于皮肤缺乏水分，表面脂肪减少，弹性下降的结果，消除皱纹、延缓皮肤衰老除用皮肤营养液外还应在饮食上加以解决。刚过60岁的老年人，面部及手背等处就出现黑褐色的老年斑，皮肤也略显粗糙、褶皱。这是皮肤早衰的象征。经常吃些对皮肤有一定保健作用的食品，就可延缓皮肤的衰老。

多吃富含核酸的食物。核酸不仅在蛋白质合成中起重要作用，而且还影响其他各类物质的代谢方式和反应速度，是一种葆春药物，它既能延缓衰老，又能健肤美容。据有关试验证明，女性每天服用核酸800毫克和维生素C2克，四周后脸部皱纹明显消失，粗糙的皮肤变得光滑，老年斑也有部分消失。含核酸丰富的食物有鱼类、虾类、动物肝脏、酵母，蘑菇、木耳、花粉等。在摄取含核酸丰富的食物的同时，最好适当吃些含维生素C丰富的蔬菜和水果，这样有助于核酸的吸收。

多吃富含软骨素硫酸的食物。人的皮肤由表皮、真皮、皮下组织所组成，影响皮肤外观的主要部分是真皮，真皮由富有弹性的纤维构成，而构成弹性纤维的最重要物质是软骨素硫酸。人们饮食中如果缺乏软骨素硫酸，皮肤就会失去弹性，出现皱纹。因此，只要多吃含软骨素硫酸丰富的食物，就可以延缓皱纹的产生，使皮肤保持细腻。软骨素硫酸主要存在于鸡皮、鱼翅、鲑鱼的头、鸡和鲨鱼的软骨内。取鸡骨汤或鱼骨汤200毫升，软骨素散剂1克，维生素A滴剂30滴，调和后饮用。由于鸡、鱼的软骨富含硫酸软骨素，而硫酸软骨素这种物质可保持肌肤弹性柔嫩，故此汤可有效消除皱纹。另外，用鸡、鱼骨(特别是软骨)经常煮汤喝，效果也很好。

多吃富含维生素的食物。人体缺乏维生素B_2和维生素B_6，会发生口角炎、舌炎、唇炎、阴囊皮炎及脂溢性皮炎等，为避免这些炎症的发生应多吃新鲜蔬菜，因为其中含有丰富的维生素B_2。维生素A可防止皮肤角质化，使皮肤保持平滑滋润，富有弹性，延缓松弛。缺乏维生素A，除发生眼干、夜盲症外，还能引起皮肤粗糙、毛囊角化病、皮肤出现棘状丘疹、蟾皮病。防治的办法是适当食用各种动物肝脏、蛋黄、胡萝卜、金针菜、韭菜、荠菜、豌豆苗、奶油等食品。维生素E可使皮肤光滑而有弹性，使肌肉丰满，促进皮肤血液循环，扩张小动脉；防止皮下脂肪氧化，增强组织细胞的活力。维生素E还可提高维生素A的吸收率，减少和防止皮肤中脂褐质的产生与沉积，可预防青少年面部痤疮，颇具护肤养颜，抗衰益寿的功效。芝麻油、麦胚油、橄榄油、花生油、奶油、鱼肝油、大豆及豆制品、绿豆、赤小豆、黑芝麻、核桃、鸭蛋、大蒜、菠菜、鲫鱼、海虾、莴苣叶等食物中的维生素E含量都较高。维生素C与保持皮肤弹性和生机的胶原合成有密切关系，维生素C可抗氧化，使毛细血管更富弹性，抑制黑色素。这类食品分别有胡萝卜、动物肝脏、绿叶蔬菜、猕猴桃、山楂、柠檬、柑橘、蛋、谷类、核桃、植物油等。每天早晚各吃一个猕猴桃，猕猴桃富含维生素C，有助于血液循环，更好地向皮肤输送营养物质。皮肤干燥者，应多吃富含维生素A和维生素C的食物，如牛奶、动物内脏、萝卜、南瓜、黄瓜、西红柿、生果、果汁、蔬菜等。有人皮肤出现红肿、瘙痒、粗糙不平的病症，这是由于氨基酸缺乏所致，应增加瘦肉、鸡蛋、奶、豆类、花生等食物的摄入。

多吃富含胶原蛋白的食物。皮肤干燥的主要原因是缺乏水分和维生素，而胶原蛋白可促进皮肤吸收水分和储存水分，防止皮肤干瘪起皱，使皮肤显得丰满、充实并富有水分而滋润娇嫩。人体皮肤的外层，每天有几百万个表皮细胞死亡，而酸牛奶中含有氧酸性物质，有助于软化皮肤的黏性表皮，去掉死亡的旧细胞，在此过程中皱纹也随之消失了。胶原蛋白可以使组织细胞变得柔软湿润，猪蹄、猪皮、牛蹄筋、羊蹄、凤爪等食物中的胶原蛋白含量较高，多吃一点可使干松的皮肤变得柔软湿润。同时人体可利用肉皮的营养作原料，补充和合成胶原蛋白，然后通过体内与胶原蛋白结合的水去影响某些特定组织的机能，从而使其滋补肌肤，达到减少皱纹、消除皱纹、滋润皮肤的作用。

多食高蛋白食物。蛋白质是人体的三大营养素之一，它能使组织细胞不断更新和修复，人体缺乏蛋白质，会减退皮肤的生理功能，使皮肤失去弹性，变得粗糙多皱。经常食用富含蛋白质的食物，可促进皮下肌肉的生长，使皮下肌肉丰满而富有弹性，这对防止皮肤松弛、推迟皮肤衰老很有好处。高蛋白食物有瘦肉（尤其是兔肉）、禽蛋、鱼类、牛奶、大豆及豆制品等。

多吃富含矿物质类食物。如萝卜、芹菜、大白菜、西红柿、青椒、胡萝卜、木瓜、花菜、苹果、柑橘、西瓜、大枣等蔬菜瓜果中的维生素和矿物质含量较高，经常食用可增强皮肤的弹性、柔韧性和光泽，对防止皮肤干裂粗糙有很好的作用，是延缓皮肤衰老必不可少的食物。每天至少应吃一两种，以防止皮肤过早衰老。荔枝、樱桃、大麦芽等是含铁丰富的食品，经常食用可使人面色光泽红润。人体缺锌会导致皮肤迅速产生皱纹，如常吃大白菜、瘦肉、蛋黄、鱼类、肝、肾、牡蛎、葵花子和南瓜子等含有丰富锌的食物，可以使皮肤和黏膜细腻柔滑、光洁，保持弹性和韧性，延缓皮肤皱纹的形成。

适量食用含脂肪类食物。皮肤细嫩的主要原因在于皮肤中含有大量的透明质酸酶，它可促进皮肤表面的新陈代谢，增加皮肤的光泽润滑，使皮肤细嫩。而透明质酸酶的产生与人体中的胆固醇有关。因此在饮食中摄入一些含胆固醇的动物性脂肪可对皮肤起保健作用。因为，饮食中维生素 A 可防止皮肤干燥、粗糙，使皮肤滋润，维生素 E 则可延缓皮肤老化，而维生素 A、维生素 E 均为脂溶性，需溶解在脂类物质中才能被吸收。如果缺乏脂肪，将会影响维生素 A、维生素 E 的吸收，影响皮肤美，使皮肤容易衰老。

粘多糖。粘多糖对水有很强的亲和力，它的存在使人体皮肤中保持着大量的水分，使皮肤湿润、细腻及嫩滑。粘多糖含量丰富的食物是菌菇一类。

2. 养颜防衰的食物

猪血。猪血富含蛋白质和铁，尤其含有容易吸收的血红素型铁，中老年人经常食用猪血，不仅会精力充沛，而且能有效地养颜防衰。

骨头汤。经常喝各种动物骨头汤，使骨髓生产血细胞能力增强，从而起到养颜防衰、延年益寿的作用。

猪蹄和肉皮。猪蹄和肉皮等食品富含胶原蛋白，可促进皮肤吸收水分和储存水分，防止皮肤干瘪起皱，使皮肤显得丰满、充实而有水分；同时它们富含弹性蛋白，可使皮肤增强弹性，使皮肤滋润娇嫩，属最佳美肤食品一类。将猪蹄入高压锅煮到胶状，待晾凉后加入一茶勺蜂蜜调匀后，涂抹搓擦，能滋肤养肤美容消除皱纹，适用于皮肤衰老者。

银耳。银耳含有 17 种氨基酸、多种维生素与银耳多糖，能补脾益气、生津润肺、提神健脑、养颜防衰。经常吃银耳，能使人的新陈代谢增强，血液循环旺盛，各个组织器官的功能得到改善，皮肤的弹性增强，皮下组织丰满，皱纹变浅甚至消失，皮肤变得细嫩光滑。将银耳 5 克浸在 50%甘油中，一星期后用这种溶剂擦脸，每日早晚各 1 次。也可将银耳 50 克熬成浓汁，装入小瓶中贮存，每次倒入洗脸水中十几滴洗脸，每日 1 次。还可将银耳 10 克研成细末，配 60 克白面混合均匀，每日取 10 克调成糊状，涂在脸上半小时后洗去。

黄豆。黄豆富含亚油酸，可减少胆固醇，防止动脉硬化；尤其是所含的皂甙和卵磷脂，能够有效地延缓皮肤老化。

花粉。花粉含有蛋白质、氨基酸、多种维生素和微量元素，是延缓细胞衰老的根本功能因子。它们不仅能调节人体机能，而且还能改善皮肤组织，抑制色素沉着，延缓皮肤衰老，具有使皮肤白皙的作用。

枸杞子。枸杞子富含甜菜碱、多种维生素等，具有养阴明目等功效，尤其是有抑制脂肪内沉积、促进肝细胞新生的作用。每天取 1 汤匙枸杞子放在保温杯中，用开水冲泡，20 分钟后当茶喝，并吃掉枸杞子，长期坚持，有利于肌肤柔嫩，容光焕发。

芝麻。芝麻富含维生素 E，可促进细胞的分裂，能防止自由基对人体的危害，抵消或中和细胞内衰老物质的积聚。

冬瓜。冬瓜有护肤美容和减肥作用，其利尿作用可使体内多余水分排出。

丝瓜。丝瓜作为一种不可多得的天然美容剂，长期食用或用丝瓜液擦脸，能使皮肤变得光滑细腻，具有抗皱消炎，预防、消除痤疮及黑色素沉着的特殊功效。丝瓜叶有抗皱和消除炎症及美容作用，丝瓜子有驱虫作用，丝瓜性味甘凉，有抗炎、抗皮肤皱纹及美颜作用。

黄瓜。黄瓜有护肤养颜，预防和治疗肿瘤等作用，外用可美容防皱。

西瓜。西瓜肉甜汁多凉爽可口，是夏日解暑止渴佳品，古人称之为“天然白虎汤”。西瓜不含脂肪，含水分最多，占 94％，具有清热解暑，除烦解渴、通利小便、清身养颜等功效，是减肥养颜健体的佳果。

南瓜。南瓜含有丰富的蛋白质、淀粉、脂肪和糖类以及人体造血必需的微量元素锌，尤其是南瓜籽富含锌，具有防止皮肤产生皱纹、使皮肤光洁、促进生精的特殊功效。

3. 根据肤质选用食物

不同性质的皮肤，所需营养有所侧重。如干性皮肤的人，应根据自己皮肤的特点，注意饮食营养的平衡，可适当多食用一些含维生素 A 的食品。油性皮肤的人宜多食含维生素和含纤维质的食物，如新鲜蔬菜水果等；少食促进皮脂分泌的食物，如甜食等；不宜食用易使皮脂凝固的食物，如辛辣食物等。过敏性皮肤的人避免食用容易刺激和扩张皮下毛细血管的食物，如酒类、大蒜、韭菜、辣椒等。脸上长有黑斑、蝴蝶斑或色素多的人，可多食含维生素 C 的食物，也可服用维生素 C。

4. 保持良好的饮食习惯

多吃碱性食物，可保持体内偏碱性环境，对健康和美容有益。如过多食用酸性食物，体内的酸性环境可造成皮肤粗糙，使皮肤失去光泽，出现松弛、多皱现象，并易使人感到疲劳、烦躁、精力不足和整体健康水平下降。碱性食物有萝卜、胡萝卜、黄瓜、豆腐、红小豆、卷心菜、香蕉、橘子等；酸性食物有猪肉、鸡肉、蛋类、米、面、虾、蟹、白糖等。当然，要使身体保持健康，皮肤保持细腻柔嫩，应平衡饮食，以碱性食物为主，并辅以酸性食物，做到不偏食和科学安排膳食。

许多年轻人因早晨忙碌又想减肥而不吃早餐，但一日三餐应有规律地摄取，才能保持健康，故怕胖的人不妨多吃早餐而减少晚餐的分量，只吃八成饱。尽量避免食品添加物，食品添加物中往往含有致癌性物质或妨害肝脏机能的物质，因此应尽可能避免食用。如要做到这一点，应少吃速食或颜色过分鲜艳的食品，以及避免偏爱加工食品。内脏开始衰弱时，皮肤也易产生黑斑或雀斑；对于嗜好应予节制。由于咖啡、烟酒等会使肝脏机能低落，因此应予节制。如果饮用少量酒可促进血液循环，增进食欲，但饮酒过度则有害处，如喝到脸色变红的程度将使皮肤变得干燥。

皮肤颜色的深浅与黑色素的多少有关。摄盐过多，盐中含的黑色素，能使皮肤的色素沉着，会使皮肤更黑。摄盐过多，还会影响人体的新陈代谢，并使皮肤变得粗糙。故应控制盐的过多摄入，同时多喝水，使盐分尽快地排出体外。西红柿、山楂、水果、圆白菜、花菜、花生油等均有抑制黑色素生成的作用，可防止黑色素沉着。

过多食用萝卜、南瓜、菠菜、桃子、橘子等食物，会使人的皮肤变黄。因为这些食物中含有丰富的维生素A，很有营养。但食用过多，体内无法吸收，便会从皮肤上反映出来，使之变黄。另外，专家们认为，摄取太多的矿物质，也会使皮肤变色。含有银或金的药物，会使人的皮肤变成蓝色或淡紫色。如果皮肤变了颜色，则表示身体可能发生了变化，除恢复饮食的均衡外，还应尽早去医院看医生。

按摩护肤防衰法

加强面部皮肤锻炼，采用按摩方法以促进皮肤的血液循环，可润滑肌肤，减少皮肤皱纹，延缓皮肤衰老。按摩皮肤时，应先洗手、剪指甲，手患有皮肤病和皮肤有裂伤时，不应进行按摩。由于地球向心力的作用，皮肤松弛后向下坠，面部除口角和眼周围指腹作环形按摩外，其他宜用指腹作螺旋式按摩。身体其他部位，应顺着肌肉的纹理，用手掌的大鱼肌由内向外、由下向上进行螺旋按摩。如果出现皮肤红晕、表皮温度升高，有弹性时即停止。过长时间的按摩，会加速皱纹的形成和减少皮下脂肪分泌。

干性皮肤的人，可用1/3或1/2个蛋黄，再加5滴橄榄油，调匀涂于面部和颈部，15～20分钟后用清水冲洗干净，可抗衰老，去除皱纹。也可只用橄榄油按摩，可使血管畅通，肌肤自然有弹性，皱纹也就消失了。

防止脖颈出现皱纹，可使用按摩法。将乳液涂到脖颈后，使用拇指下面突起的部分，如同滚筒似地将手旋半转，上下做10次左右的按摩。按摩脖颈左边时，可使用右手，按摩脖颈右边则使用左手。

早起洗脸后，用搓热的双手捂住面部，以中指从鼻旁迎香穴开始，自下而上地擦到额部，再向两侧分开，拂面而下，每天擦20～30次，能减少面部皱纹。

洗脸后，把牛奶涂在脸上，用按摩刷在脸上旋转按摩，从下往上进行，让皮肤充分吸收，能促进面部的血液循环，改善皮肤的新陈代谢，使皮肤恢复弹性，皱纹减少。

做养颜面功防肤衰法

经常做面功锻炼，能通过促进面部经络气血通畅，使颜面荣华，起到美容防衰的作用。

以坐式为主，也可取站式；意念导入下丹田（以脐为中心的下腹部），练功开始后随动作而移动；从自然的呼吸逐步过渡到腹式呼吸，并逐渐做到缓慢、深长。

将两手掌心擦热，置于鼻梁两侧，上下来回推摩 9～18 次；两手掌从鼻梁两侧，向上推摩过鼻根部、印堂，从额前过神庭、上星后，转向额两侧推摩；然后过鱼腰、承泣，从耳前过耳门、听宫、听会、下关、颊车到颌下，如此反复按摩 9～18 次；拇指按揉太阳穴，中指、无名指点按印堂、鼻准、迎香、承泣和地仓 9～18 次；两手食、中指按摩人中、地仓、承浆，拇指按揉人中和承浆穴。

双向运动美肤防衰法

“双向运动”是目前国际美容界新兴的一种美容方法。它采用纯物理手段，特别强调冷热、正负、抽压、振动等双向运动，以推动肌肤，改善微循环状态，从本质上增强皮肤的弹性和光泽。人的皮肤长期单向受力则皮肤易产生皱纹。国际美容界有一种理论，忠告爱美的人，每日需做 20 分钟倒立，这种理论认为，面部肌肤由于长期受地心引力单向作用的影响，皮肤皱纹往往由上向下生成，如鼻洼、嘴角处皱纹，故而每天倒立 20 分钟，可使面部肌肤受地心引力向反方向作用，有利于消除和延缓皱纹的产生。因此，健肤美容强调的是对皮肤进行双向运动。

皮肤保湿防衰法

人一旦过了 30 岁，皮肤表层会变薄，其结果就是皮肤不再保持湿润，容易产生皱纹。皮肤的弹性和光泽，主要是由它的含水量决定的。如果皮肤的含水量低，就呈现干燥、粗糙、无光泽，并易出现皱纹。因此，要使皮肤滋润、细嫩，就要多饮水，每天起码要保证饮用 6～8 杯水。这样，可以使皮肤保持足够的水分，使皮肤细腻润滑，富于张力，增强皮肤抵抗力，同时还可改变细胞色素，消除雀斑、色斑，使皮肤更健美。每天晚上睡前饮 1 杯凉开水，能保证一夜之间血液不至于因缺水而过于黏稠，对肌肤有很大的好处。因为睡眠时，水会融入细胞，为细胞所充分吸收，使肌肤逐渐变得柔嫩。早上起床饮 1 杯凉开水不仅可以清洁肠道，补充夜间失去的水分，而且水分可以随血液循环，散布到全身，滋润皮肤。在日常生活中，除了饮水之外，应选用润肤化妆品，如加有甘油的保湿剂、营养型化妆水等，可弥补皮肤角质层含水量的不足，以保持皮肤角质层的正常含水量。

养颜防肤衰法

常笑可助颜面红润。情绪乐观是效果最好的“润肤剂”。俗话说:“笑一笑,十年少。”这是有科学道理的。经常笑,可以使面色红润,容光焕发,给人一种年轻和健康的美感。因为笑的时候,表情肌的舒展活动,使面部皮肤新陈代谢加快,促进血液循环,增强皮肤弹性,起到美容的作用。

“放松”美容养颜。一天的工作,情绪紧张,非常劳累,需要松弛一下。每天能坚持放松 10 分钟,全身放松,什么也不想,平静地仰卧在床上,使脚的位置比头高,这样可以增加面部的血液供应,加速面部皮肤的新陈代谢,可以起到美容养颜的作用。

洗澡用小苏打水防衰老。研究表明,小苏打水中的二氧化碳小气泡,能浸透、穿过毛孔及皮肤的角质层,作用于血管细胞和神经,使毛细血管扩张,促进皮肤、肌肉的血液循环。从而使细胞的新陈代谢旺盛不衰。小苏打与水的比例为 15∶1 000,水温以40℃最佳。

下颏运动。下颏做上下、左右、前后的伸缩运动,每个动作做 4～5 次。经常做可消除疲劳,又可防止面颊和颏部肌肉的松弛。

口中含水。口中含满一口水,停留片刻,每天数次,可预防嘴角附近产生小皱纹。

皮肤防皱防衰法

眨眼 30 秒钟;目不转睛地看一点 30 秒钟;眼睛上下左右地转着看,重复若干次;目光由上向下移动。每天做几遍,可预防过早地出现眼角皱纹。除眼睛周围的皱纹,可用左、右手的食指,分别按住左、右的眼头,保持夹住鼻梁的姿势,然后用力压,1 次 1 秒钟,连续压 5 次。这个动作虽也是用双手的食指按住下眼皮,堵住下眼,但为了防范压到眼球,最好用指尖到指腹的地方,轻轻地压在下眼皮的眼眶上,并且手指要稍微向上竖立,以免滑进眼眶压破瞳孔。这一个同样做 1 秒 1 次,连续 5 秒钟最适当。在离眼角 3～4 厘米处,用双手的食指用力的压,5 秒钟要做 5 次以上。把三个动作一次做完,既可安定视神经,也可清除眼睛周围的小皱纹,还可防止下眼皮松弛或浮肿。

肌肤细腻、雪白的女性,皮肤容易生成细小的皱纹。要预防皱纹的产生,就必须保持皮肤滋润。人体内如果水分过少，皱纹就会随之出现，因此要供给身体足够的水分。同时也可以用最简单的办法直接补充水分，用一条湿毛巾盖在脸上，敷10～15分钟，使水分渗进皮肤，然后再搽润肤霜。经常坚持，可使皮肤保持滋润。此外，每天早晨用毛巾蘸开水擦面，再用冷水洗脸，可预防和减少面部皱纹。

消除小皱纹的最佳方法是补充维生素A和维生素E；以按摩或敷面法来促进新陈代谢，同时补给充足的水分。

干性皮肤者在清晨起床后未洗脸之前，把新鲜鸡蛋打开去蛋清，给蛋黄中加一些甘油搅成糊状，然后用刷子由面部中央慢慢向外刷开，过10分钟左右再洗去。每星期两次，持之以恒，必见效果。也可用1个鸡蛋黄的1/3和维生素E油5滴混合调匀，敷面部或颈部，15～20分钟后，用清水冲洗干净，可抗衰老，去除皱纹。

夏天出门涂少许防晒油，可防日光引起的皱纹。不要在强烈太阳光下暴晒，不要长时间冷风直吹面部，不要用太热的水洗面，因这些都会使皮肤毛细血管扩张及皮肤脱水，容易出现皱纹。有些女性喜欢做面部大动作来表达自己的感情，如皱眉、挤眼、耸鼻、嘟嘴等，一旦习惯了，就易形成面部皱纹。

经常用冷水洗面，可使面部皮肤的血管遇冷收缩而后扩张，促进皮肤血液循环、有利于增强面部皮肤弹性和光泽，防止或延缓皱纹的产生。

加强营养，多吃些新鲜蔬菜、水果等富含维生素的食物，补充水分，增强机体健康，保持身心愉快，对防止起皱纹也有积极作用。

过分地节食减肥，会造成未老先衰。因为突然减少营养，不仅减去脂肪及水分，同时肌肉也会收缩并缺乏弹性，皱纹也就会随之增加。

抽烟的女性皱纹出现得较早。尼古丁能引起毛细血管收缩，导致血液循环不佳，因而长期吸烟者，肤色容易发黄或灰黑。

要保证充足的睡眠。睡眠不足，会引起身体血液循环不良，皮肤表面微血管的血液循环会出现淤滞现象，以致细胞迅速老化，加速皮肤皱纹的出现。人侧卧睡觉时，面部皮肤会自然绷紧，容易产生皱纹。而仰卧时，面部的肌肉呈松弛状态，有助于消除面部皱纹。如果睡觉不用枕头，效果会更好。

取1汤匙牛奶，加几滴橄榄油和少量面粉，敷在脸部，可消除皱纹，增强皮肤弹性，适用于中年女性。

把少许酒精及蜂蜜倒入一小杯中，挤入适量丝瓜汁混在一起，然后将汁液涂于面部皱纹处，待干后用清水抹净。每日早晚各1次，两周后可见效。取适量黄酒，倒入洗脸水中洗脸，坚持一段时间，即可收到皮肤除皱的效果。啤酒的酒精含量少，含有大量维生素 B、糖和蛋白质，所以适量喝点啤酒可以减少面部皱纹。

将南瓜切成小块，捣烂取汁，加入少许蜂蜜和清水，调匀搽脸，约 30 分钟后洗净，每周 3～5 次，可达去皱润肤之效。

将鲜蛋清打成泡沫状，敷于脸部，待蛋清变干、皮肤绷紧后，再用浸过柠檬汁的脱脂棉拭净，经常敷用，能使松弛的皮肤收紧，抗皱作用明显。

把去皮及核的苹果与适量的牛奶一起煮软，捣烂成果酱。放凉后当面膜一样涂在脸上，20 分钟后用清水将脸上的果酱洗掉，可除皱、洁肤、促进皮肤新陈代谢。

将土豆捣碎成泥，与适量植物油及鸡蛋一起搅匀，稍加热后趁热涂敷，对除皱有一定的效果。将大个土豆蒸熟去皮(也可用生土豆去皮)，磨碎加鲜奶和鲜蛋黄，仔细搅匀后，稍微加热再搅成糊状，涂敷于洗净的脸上，能使干燥的皮肤变得柔嫩光滑。

早晨空腹喝一杯槐花蜂蜜，既可防止皱纹，又可排毒，长期坚持使用，效果非常明显。将蜂蜜、蛋清按 1∶5 的比例调匀，涂于面部，每周 2 次，对皮肤干燥及防皱有显著功效。用稀释的蜂蜜擦皮肤，有使皮肤减皱的功效。

将新鲜胡萝卜两个磨碎，加入藕粉及鲜蛋黄一起搅匀，洗脸后涂在面部 20 分钟，用清水洗净。此面膜含大量维生素 A 和 C，能使粗糙皮肤变细嫩、去皱。

西红柿含有大量维生素，它能有效地保护皮肤，使皮肤保持弹性，防止上皮细胞的萎缩角化。用西红柿汁与蜂蜜调匀涂抹在面部，除皱养颜效果好。

甘蔗可以消除颜面皱纹和轻度疤痕，以及治疗皮肤色素沉着和皮肤癌的病变等，这是因为甘蔗中含有一种抗皮肤衰老的化学成分——乙醇酸。因此用甘蔗汁揉擦皮肤 2～7 分钟，每天 1 次，坚持 3～6 个月，即可增加皮肤的弹性，使皮肤色泽红润、皱纹减少。

将栗子去皮捣成细末，与蜂蜜调匀，早、晚各敷面 1 次，对皮肤有抗皱防衰的功效。

每天咀嚼 15～20 分钟的口香糖有助于美容，能促进面部肌肉运动，改善血液循环，提高皮肤细胞的代谢活动，从而使面部皱纹减少，面色红润。

每天用香皂洗脸后，在一盆清水中加 1 汤匙醋再洗一次，然后用清水冲净，能有效地防止面部皮肤衰老，减少皱纹。

洗完脸后，在深底碗或搪瓷缸里装满热水，将头低垂在热水碗或搪瓷缸上，用毛巾连头带碗一起蒙住，如此熏 15 分钟左右，然后用温水将脸冲洗 1 次，再用冷水洗净。油性皮肤的人每天最好做 1～2 次汽熏，干性皮肤每周 1 次即可。

在皱纹处涂上蛋白，10～15 分钟后用温水洗净。也可将蛋壳内一层蛋清收集起来,加 1 小匙奶粉和蜂蜜,拌成糊状,晚上洗脸后,把调好的蛋糊涂抹在脸上,过 30 分钟后用清水洗去,常用此法会使脸部皮肤滑润细腻,皱纹减少。

取牡蛎壳 100 克、土瓜根 30 克,研为细末,过筛,用白蜜调和,睡时涂面,次日早晨以温水洗净。避免风吹日晒,坚持以其涂面,久之会使面部光滑、白润,还可消除皱纹。

唱歌使面部肌肉群发生有节律的运动,促进面部血液循环和营养物质供应,使面容红润富有弹性,延缓了皮肤皱纹的形成。

频繁地皱眉,会导致皱纹过早出现。焦躁不安时,不要作愁眉苦脸状,因为这种表情容易产生皱纹。夏天外出时应戴遮阳镜,否则在强光刺激下,人会情不自禁地蹙眉,导致眼角皱纹加深。睡觉时应注意不要压迫面部皮肤,尤其不要弄皱眼睛周围皮肤,因为这里是皱纹"多发区"。如果有出现"双下巴"的趋势,要经常抚摩并轻轻拍打下颌。如果面部已有皱纹,不妨试做美容操:缓缓地闭上眼睛,然后再尽量睁大,如此反复 10 次,持之以恒,可以减缓眼部细小皱纹的产生并增强眼睑皮肤的弹性。

睡眠用的枕套选用绸缎质地的,这样头发就不会乱蓬蓬,而面部也不会被压得死死的,早晨起来后的"临时"皱纹自然就消失了。

将 2 厘米见方的胶布贴在皱纹处,仰卧半小时后再轻轻揭下,洗净脸面,涂上有利润滑的护肤用品或按摩油,进行按摩。切不可"干摩"。

使皮肤细嫩防衰法

每天晚上,无论怎样忙也得要把面部清洗干净以后才睡觉,切忌不洗面就睡觉;决不要拿毛巾用力乱擦面部,最好不要用毛巾洗面,改用手指洗面,洗时以按圆圈的方式,轻轻地擦,洗后用干毛巾轻柔地擦干。要保持面部美丽的皮肤,必须常常保持面部清洁无污,每天起床、餐后、运动后、睡前,都必须洗面,只有干性皮肤的人,可将饭后的洗面省去。

洗脸后,坚持按摩面部,特别是前额及眼角,可使皮肤保持柔嫩,延缓皮肤衰老。

在煮大米粥或玉米粥时,取米汤适量涂抹脸部,可使谷物所含蛋白质中的多种氨基酸及其他营养成分渗入皮肤表皮的毛细血管中,达到促进表皮毛细血管血液循环,增加表皮细胞活力的功效。

将 5 份醋与 1 份甘油混合,涂抹或敷于脸部,长期坚持可使粗糙的皮肤变得细嫩。将鲜牛奶或奶粉调成的奶涂在脸上，15 分钟后洗去，可以保持皮肤光滑柔嫩。

自来水经煮沸处理后自然冷却至 25℃左右时，水中所含有的气体是煮沸前的 1/3 左右。由于煮沸后，水分子之间内聚力增大，水分子结合力更加紧密，极易与人体细胞的水分子“亲合”，所以，如果平日洗脸时使用凉白开水，那么，凉白开水可较容易地渗透到皮肤表层内，使皮肤呈水灵灵的状态。

如果皮肤较粗糙，可用煮熟的菠萝汁洗擦，只需将菠萝洗净后，放入锅中，待煮熟后，将汁挤在一个干净的碗中，用棉花棒蘸后涂抹在脸上，经常用这种方法不仅能清洁滋润皮肤，还可有效地防止痤疮。

皮肤晒黑后，可通过漂白恢复原来的样子。漂白面孔，不需每天进行，只要一星期一次。取 3 汤匙面粉，加上 1 个柠檬的汁，再加上适量水分调成糊状。把这糊状物均匀地搽在脸上，但眼睛及眉毛周围、鼻孔与嘴唇周围不要搽。然后盖上一层纱布，静仰卧（也可取半仰卧位），20 分钟后洗去脸上糊状物，再搽上一些乳液即可。

将适量的苹果煮烂，捣碎，加入蜂蜜与乳脂，制成润面膜膏，敷面时，苹果所含的果胶和蜂蜜与乳脂的特质混合，可令肌肤雪白细腻。

将白果（去壳）、苹果和黑豆各 6 克一起浸入淘米水中，然后用来洗脸，洗后将鸡蛋清涂在脸上，两分钟后再用清水洗去。坚持一星期即可见效。这样洗涂一星期，脸部有望既白又嫩。

经常吃肉皮、猪蹄可延缓皮肤老化，起到“皮可补皮”的作用。如果体内缺乏胶原蛋白质，就会使细胞贮水机制发生障碍，于是皮肤干瘪出现皱纹。所以吃肉时不要把肉皮扔掉，同时要多吃些含胶原蛋白质多的东西。

将 6 只梨子煮透，凉后压烂，加 1 汤匙杏仁油，搅匀后敷在面部，能使油性皮肤变得细嫩，且可兼治粉刺。

类粘朊和骨胶朊可延缓衰老，而骨头汤中不仅含丰富的蛋白质、脂肪、无机盐等，还含其他食物缺乏的骨胶朊和类粘朊两种物质。因此，骨头汤能有效地缓解衰老，尤其是适合老年人食用。

长期坚持用淘米水洗手、洗脚。能使皮肤滋润光滑，且可防止皮肤老化。

皮肤干燥的人可用杏仁油护肤。在杏仁油中加入蜂蜜、蛋黄，混合均匀后，擦涂在脸上、手上，即可有效保养皮肤。

将黄瓜切开，用其断面擦脸，可用于防治油性皮肤的雀斑、色素沉着和额头、眼角皱纹，还有滋润皮肤、延缓皮肤衰老之功效。也可将新鲜黄瓜去皮切片，一片一片地贴在刚洗净的脸上，贴满后再用手指轻轻按黄瓜片，以不脱落为宜，20分钟后揭下。经常使用此方法能使皮肤增白细嫩。

苦瓜含有丰富的维生素C，经常吃苦瓜能增强皮层活力，使皮肤变得健美细嫩。从苦瓜中提炼出一种叫奎宁精的物质，含有生理活性蛋白，有利于人体的皮质更新和伤口愈合。

将甜菜切片涂擦前额和面颊，待甜菜汁干后，再薄薄涂上一层润肤霜，长期坚持下去，可使面部皮肤红润细嫩。也可用石榴或樱桃代替甜菜涂擦。

将温度适宜的煮熟的不太硬的米饭用手揉捏成团，贴到脸上不停地揉搓，直至搓成黏腻的污黑小团为止，再用清水把脸洗净。这样，米饭便可将皮肤汗毛孔的油脂及污物粘出来。如此坚持半年，便可使皮肤变得白嫩。

将去皮香蕉半只磨碎，用手指沾着涂面。20分钟后，用加少量水的鲜奶洗净。一星期做2～3次，可补充皮肤里的矿物质，能使皮肤洁白细嫩。

先轻轻地按摩自己的肌肤，再用4大匙麦粉加入少许双氧水，搅拌成糊状涂在脸上，过30分钟，再将已干的麦粉洗掉。若不用双氧水，也可以柠檬或小黄瓜代替。但是，并非切片直接敷于脸上，而是挤成汁和麦粉拌混。这种防止皮肤老化的保养法须每隔一周施行一次，敷脸后可擦上化妆水或乳液，这时期请不要化妆，尽量让肌肤充分休息。

桃花的美容作用，主要是因为含有山奈酚、香豆精和维生素A、B、C等。这些物质能扩张血管，疏通脉络，润泽肌肤，使促进人体衰老的脂褐质素加快排泄，可预防和消除雀斑、黄褐斑及老年斑，其中所含的大量维生素A、B、C，可通过皮肤的吸收防止皮肤干燥，增强皮肤的抗病能力，从而防治皮肤病、脂溢性皮炎、化脓性皮炎、坏血病等，对皮肤大有裨益。将桃花去杂质后阴干，捣为细末，用蜂蜜调为膏状，每晚涂于面部，次日早晨洗去。将桃花捣烂，敷于面上，久而久之，既可祛斑，又可令颜面皮肤润泽光洁、富有弹性。

蚕丝是蛋白质纤维，含有18种氨基酸，它适应人体皮肤各种功能的需要，吸湿防湿性能好。用蚕丝制成的丝绸服饰，有利于增加皮肤细胞的活力，能使血管不易硬化，能够预防人的衰老。自然界的各种尘埃，人体分泌的皮脂等，都是皮肤病的病源。丝绸织物具有很大的吸污和抗菌力，能够起到奇妙的预防效果。

防治老年斑法

许多老年人的体表，尤其是脸部和手背处布满了点点的斑点，这是体内自由基作用的结果。人体内的自由基是一种衰老因子,它作用于皮肤,引起“锈斑”。而生姜是除“锈”高手。生姜中含有多种活性成分,其中姜辣素,有很强的对付自由基的作用。实践证明,饮用生姜蜂蜜水一年多,脸部和手背等处的老年斑会有明显改变,或消失,或程度不同的缩小,或颜色变浅,而且不会有继续生长的迹象。取适量鲜姜片放入水杯中,用200～300克开水浸泡5～10分钟后,加入少许蜂蜜搅匀当水饮。

用芦荟鲜叶汁早晚涂于面部15～20分钟,坚持下去,会使面部皮肤光滑、白嫩、柔软,还有治疗蝴蝶斑、雀斑、老年斑的功效。

维生素E可延迟老年斑出现。从食物中获取维生素E比服用药物安全合理,效果更佳。经常搽涂维生素E霜,可使老年斑缩小、变薄,颜色变浅。

用拇指和食指捏紧患部向上提拉、放松,使寿斑周围皮肤充血呈紫红色为止。然后每天用手指轻轻按摩寿斑局部,次数不限。

用交替双手互相拍打手背。每次3～5分钟,既可预防也可治疗老年斑。

老年人因血管逐渐老化和硬化,皮肤上会出现老年斑,而多吃茄子,老年斑会明显减少。因为茄子含有维生素A、维生素B、维生素C、维生素D、蛋白质和钙,能使人的血管变得柔软。茄子还能散淤血,故可降低脑血管梗塞的几率。

多吃新鲜蔬菜和水果能有效地减少老年斑的发生,尤其是常吃洋葱效果更好。洋葱中含有硫质和必需的维生素等营养成分,能消除体内不洁废物,使机体保持洁净。此外,萝卜、芹菜、菠菜、杏仁及枣等,都有助于延迟皮肤老化。

第5招　满头青丝防发衰

头发是内脏的一面镜子，它能反映一个人的健康状况。现代医学亦证实，头发的健康与头皮的关系十分密切，就好像是土壤与植物，彼此之间有着绝对的关联性。肥沃的土质能培育出茁壮的植物；健康的头皮则能提供发丝所需的营养，让秀发亮丽健康、富有弹性。经常按摩头部，能够行气活血，疏通经络，醒脑益智，保健美发。所以要想拥有一头健美的头发，注重头部的保健防衰十分重要。

食物护发防衰法

1. 注意多摄取营养

蛋白质。蛋白质摄入不足都会导致头发脱落、干枯及变脆。如那些有厌食症或节食的女性，由于摄食低热量及低蛋白的饮食，所以常常有脱发的表现。要多食用一些优质蛋白质，尤其是植物蛋白，因为它含有的赖氨酸与精氨酸比值比动物蛋白低。科学实验证明，蛋白质中赖氨酸与精氨酸之比值在1以下，可抵抗血管的衰老，从而保证毛囊血液的供应，防止头发早秃；如果蛋白质中氨基酸比例不当，头发中蛋氨酸、胱氨酸明显下降时，头发就会干燥、无光泽，并易折断。麦类食物含有大量蛋白质，能促进头发的成长，还含有维生素E，可延缓人体衰老。

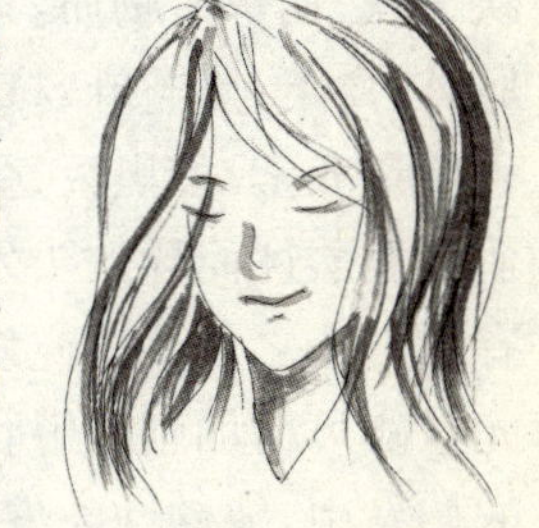

大豆蛋白的氨基酸比值为0.9，是中老年防止早秃的最佳食品，平时还可选食黄豆、黑豆、玉米等。要多食含蛋白质和骨胶质的食物。如取牛骨头(砸碎)100克，加水500毫升，用文火煮1～2小时，使骨髓中的类粘蛋白和骨胶质溶解在浓汁中，然后滤出浓汁，除去碎骨头，冷却后

置于瓷瓶中沉淀，在最底层有一层黏性的物质，这就是能延缓头发衰老的食物。每天取适量涂在面包、馒头上吃，有健发强身之效。

脂肪。亚麻酸作为一种必需脂肪酸常见于植物油中，如红花油。虽然人体对亚麻酸的需求量很少，但是如果饮食中缺乏会导致毛囊分泌油脂减少，引起头发干枯，失去光泽。尽管在头发上涂很多油，也不能补偿食物中的缺乏。

维生素。维生素 A 是一种脂溶性维生素，它在保证皮肤和头皮正常分泌油脂方面起着重要的作用。如果维生素 A 缺乏，会导致头皮发红、疼痛，还会引起头发的干枯和无光泽。头发脱落和头皮屑是维生素 A 缺乏的常见症状。但维生素 A 缺乏只是引起头皮屑的潜在原因之一。B 族维生素中的维生素 B_6、维生素 B_{12}、叶酸和泛酸在维持头发的健康方面都起着重要的作用。如皮脂溢，一种由皮脂腺过度分泌油脂所引起的慢性炎症，就与维生素 B_6 有关。除了叶酸和维生素 B_{12} 之外，B 族维生素在保证红细胞的供氧及对头发的营养支持方面起着重要的作用。而叶酸和维生素 B_{12} 在新的头发细胞的生成方面也有重要的作用。泛酸在头发的生长与色泽方面有重要作用。有证据表明，这种 B 族维生素的缺乏，会导致头发变灰。皮脂腺分泌油脂能力的正常进行有赖于维生素 C 的足量摄入。否则会导致头发易折和分叉。维生素 E 可以抵抗毛发的衰老，促进毛母细胞的分裂，使毛发生长，可多食青色卷心菜、鲜莴笋、黑芝麻等。平时将黑芝麻炒香，研成细粉状，加适量的白糖，每天早晚各服一次，每次 20 克，同时取食核桃肉 2～4 粒可防头发衰老。

微量元素。微量元素中的铜、铁、硒和锌在维持头发的健康方面有着重要的作用。铜的缺乏会导致头发颜色的改变或变淡。而铁在保证运送到头发的血液的含氧量上起重要作用。脱发及掉发则表明硒或锌的缺乏。现代营养学家研究证明，缺乏铁、铜等矿物质，都会引起头发过早变白。辅助治疗头发早白的食物有：动物肝脏、禽蛋、黑芝麻、核桃、黄豆等。头发脱落过多应补充蛋白质以及钙、铁、硫等多种微量元素，如黑豆、蛋、奶、黑芝麻等食物。此外，过多吃甜食、脂肪，会促使体内血液偏酸性而导致头发干燥、变黄。总之，多吃些新鲜蔬菜和水果，是保护头发的有效方法之一。研究发现，女性的头发光亮秀美，是由于甲状腺素作用所致。微量元素碘可增加刺激甲状腺的分泌功能，所以应常食海藻类食物。科学家发现，秃发的妇女中，缺铁性秃发者占 30%，这是中年妇女常见的一种秃发症。一旦及时调整饮食，补充含铁质丰富的食物，秃发会立即停止，并重新长出新发。秃发妇女应补充的食物有黄豆、黑大豆、菠菜、鸭肉、鸡蛋、带鱼、虾子、鲫鱼、熟花生、胡萝卜、土豆等食物。

水。水是最容易被人们忽略的营养素。而水在保持皮肤湿润、刺激皮脂腺的分泌方面都起着重要作用。

2. 注意饮食营养平衡

如果饮食不当,头发就会遭殃。有益于健康的饮食应该是吃维生素和矿物质含量丰富而饱和脂肪含量低的食物,要多吃水果、绿色蔬菜及富含蛋白质的鱼、家禽、瘦猪肉和牛羊肉等。

人体中的蛋白质、维生素和矿物质是头发健美不可缺少的营养素。芝麻、核桃、枣、胡萝卜、鱼及鱼肝油等食物有美发作用,它们具有补气养血、滋补肝肾的功效,既可保持头发乌黑,又可调治头发早白、枯黄和脱发。多吃新鲜蔬菜和水果,限制高脂肪。

肉皮和猪蹄含有极丰富的胶原蛋白质,适当食用,不仅可减少皱纹,促进生长发育,而且会收到补益精血、滋润肌肤、光泽头发、抗老防衰之功效。

海带含有多量的钙和碘,能对血液起净化作用,可防止血酸中毒,促进甲状腺激素的合成;芝麻能改善血液循环,促进新陈代谢,其中的亚油酸有调节胆固醇的功能,其中富含维生素E可防衰老。将海带和芝麻合在一起,其食用价值倍增,尤其可使头发的生长状况大为改观。

人参对于保养头发方面的效果,不仅是防止掉发而已,对于防止白发也有效。将4克人参和2碗水一起炖煮,一直炖煮到剩下半碗水为止。把那剩下的浓缩液在护发时直接擦在头发上使用,可防止脱发、抑制白发再增加。人参对于头发,在中医学里表现为"温、补、润"三种作用。"温"的意思是强化头皮的养发机能,所以能使头发色泽亮丽;"补"是营养方面的效果,不仅有强化头皮的养发机能,而且能直接渗入头发、供给头发营养;"润"是滋润的效果,就是给头发滋润、保持水分,维护头发的色泽和美丽。

勤梳头发防衰法

勤梳头可防白发,这是很合乎科学道理的,因勤梳头发,既能保持头皮和头发的整洁,又能加速血液循环,增加毛乳头营养,从而达到防止头发变白的效果。从医学角度看,梳头理发可以改善头皮营养,调节皮脂分泌,促进头皮血液循环,有清醒头脑、消除疲劳、促进局部新陈代谢、改善头皮及颅内营养的功效。用脑过度感觉疲倦时,梳头数分钟,则会感到轻松舒适。"发为血之余",常梳发还可使头发根部血液循环加快,使发根坚固、发色黑润。此外,梳头对偏头痛、顽固性失眠症以及颈部酸痛等症也有一定疗效。

梳发要讲究方法，一般以顺经络的走向为宜。从额前正中开始，以均匀的力量（不感到疼痛为宜）向头顶、枕部、颈项顺序梳划，然后再梳划左右侧头顶，并使梳齿与头部表面垂直，动作稍快为好。一般每次梳100下左右，如头皮发痒或出现少量脱发，可每次增加100下。使用的梳子以木制品为最好，梳头时用力要适中，不要硬拉，以免损伤毛囊，使头发折断、脱落。

用于梳头的梳子，其梳齿的疏密度应适中，而且要光滑，不能有棱角，齿尖也不能太锐，以免损伤头皮和发质。还可用刷子刷，刷子最好用猪鬃制成，天然猪鬃刷虽然偏硬，但能除去发间油污，效果好。时常梳刷头发，不仅可输送养分至每根发梢，并可除去头发上的污物，从而保证头发秀美，富有光泽。不可用尼龙梳子和化纤头刷。因为尼龙梳子和化纤头刷易生静电，会给头发和头皮带来不良刺激。最理想的是选用黄杨木梳和猪鬃头刷，既能去除头屑，增加头发光泽，又能按摩头皮，促进血液循环。头发湿的时候不要梳刷，否则容易破坏头发。用光滑的齿间较宽的梳子梳理头发，先从发梢开始，逐渐移向头顶。

平时可将两手10指分开呈梳状，从前向后在头部正中线两侧进行梳理，做20～30次。头部为人体的主宰部位及“诸阳之会”，与百脉相通，经常用手指梳头，对头部进行穴位按摩，能有效地调节大脑皮层功能，改善其营养代谢，还能增加头发根部的血量分布，促进其生长。

按摩头皮防衰法

头皮按摩是头发和头皮保健防衰的重要方法之一。按摩可促使血液流入头皮组织，有助于增加毛囊的营养，按摩还能给人以健康轻松的感觉。每晚梳完头可进行按摩；头皮紧绷时可进行按摩；感到精神紧张需要轻松一下时，也可进行按摩。

早晨起床后和临睡前用食指和中指在头皮上画小圆圈，并揉擦头皮，先从额部经头顶到后枕部，再从额部经两侧太阳穴到枕都，每次按摩1～2分钟，每分钟来回揉搓30～40次，以后逐渐增加到5～10分钟，这种按摩可加速毛囊局部的血液循环，使毛乳头得到充足的营养供应，从而有利于黑色素的分泌，使头发变黑。

将手指肚放在头皮上，手呈弓形，手掌离开头皮，稍用力下按，然后像揉面团那样轻轻揉动，每次要使手指保持在一个位置上，一个部位揉动数次后再换一个部位。按摩的顺序是前额、发际、两鬓、头颈、头后部发际。这是头皮血液自然流向心脏的方向。由于按摩有促进油脂分泌的作用，油性头发按摩时用力轻些，干性头发可稍重些。

将1只手掌张开，一口气由后头部直到脖颈部用力摩擦。然后用另1只手也做同样的摩擦，反复36次，经过一段时间的摩擦，头发就会光泽起来。

洗发护发防衰法

清洗头发之前应用湿毛巾擦拭头发以去除粘附在发丝上的尘埃。再用一把钢齿刷子从前向后梳几次，使头发上的污物、尘垢及脱落的头皮屑被梳掉，便于洗涤。洗发要用软水（雨水或煮开过的水）和活水（冲洗或淋浴），不宜用冷水和硬水。洗发水一般以40℃左右为宜，洗头最好选用软性香皂或洗发剂，碱性肥皂会使头发严重脱脂、老化、枯干变脆、细弱易断，头皮也会变得干燥、粗糙、发痒，干性头发每次洗时用一次洗发剂即可，而油性头发则需多用一次洗发剂。

洗发剂不宜直接倒向头顶。头顶部是最易脱发的敏感部位，如果经常这样洗发，极易引起秃顶。正确的方法是用足量的温水预先洗一遍，然后将头发全部拢到前面，将稀释的洗发剂由后颈的发际处倒下，流到前面的头发上。涂好洗发剂后用热毛巾将头部包10分钟左右，然后再搓洗、冲洗干净。用洗发剂洗过头后应仔细冲洗，不少人爱采用倒水冲洗的方法，这样冲洗常有洗发剂残留在头发上。正确的方法是，在大脸盆中加足量的温水，在水中将头发充分散开洗净，也可结合喷头冲洗。洗发时不应用力搓揉头发和用力抓头皮，否则会损伤头发，加速脱发。应将手插入头发中，用手指肚揉洗，这样不但可以避免不必要的刺激，而且还能起到良好的按摩作用。

油性头发最好3～4天洗一次，干性头发10～12天洗一次，中性头发一星期洗一次。多长时间洗一次头，要根据头发的性质、生活环境、工作条件、居住地区等不同情况而定。洗发液要选择碱性或弱碱性的洗发剂。

如果头发较长，可用手抓住下半部的头发先入水，然后用手撩起盆中的温水使全部头发湿透，接着再用梳子带水自上而下梳通发丝。

在洗发液中加少许蛋清调匀后洗发，并轻轻按摩头皮。洗净后，用蛋黄调入少量醋，使其充分混合，顺发丝慢慢涂抹均匀后，用毛巾将头包好，1小时后再用清水冲洗干净，头发就会乌黑发亮。此法最适宜干性和发质较硬的头发。

将淘米水加温后洗发，洗涤后用清水漂洗一下，经常这样洗发，可使头发变得乌黑发亮。因为淘米水中含有大量的维生素和蛋白质，用它洗发能起到护发的作用。

中老年人的头发会逐渐发白，且越来越多，如坚持每天用面汤加醋来洗头，便可起到乌发的功效。用面汤加醋或面和醋拌匀成糊状洗发，然后用清水冲洗，使醋能渗透到发根，起到滋养头发的作用。待头发干后，再用白油涂抹在头发上。经过这种方法清洗过的头发，既柔润又有光泽。

用洗发液、香波将头发清洗干净后，向茶杯内冲好、晾温的浓茶水中兑入新鲜鸡蛋黄，搅拌均匀，慢慢淋在头发上，或倒入洗脸盆内，头发浸润其中搓揉、浸泡5～8 分钟。擦干头发，包上毛巾，用吹风机送热风 2～3 分钟。解开毛巾用温水洗净。每月 1 次或两月 3 次，只要长期坚持，头发定将柔软、乌黑。

头发稀少的人，洗发应用温和的洗发液，记住要用护发液，但千万别用油质的发乳或发膏，因为这类发膏会令头发粘在一起，显得头发更薄更少。

在最后一遍冲洗时，还可以在水中加少许食醋或淡柠檬汁，这样能使头发光亮柔软，增加美感。

使白头发推迟出现法

步入中年后，头发开始发白是正常的生理现象，但有些人尽管已经年过半百，却仍然是满头黑发，而有些人只有 30 岁，却已经是两鬓苍苍，这便说明，白发出现的早迟，人与人之间是有差别的。只要得法，白头发也是可以推迟出现的。

祖国医学认为，过分的怒、忧、思、悲、恐、惊等不良情绪可使头发变白，而对生活保持乐观的态度和保持愉快的情绪，将有助于保持满头黑发，故即使自己遇到不愉快的事，也要安然对待，不要使自己的心理世界陷入绝境，更不要拿别人的错误来惩罚自己，因为这样做的结果不但于事无补，反而会造成更大痛苦，从而加快白头发来临的步伐。

为了能推迟白头发出现，可以多吃一些富含此类营养的食品，如大豆、海带、紫菜、菠菜、玉米、芹菜、西红柿、土豆、芝麻、核桃肉、鸡蛋等。

头发与肾有密切的关系，只有从补肾养血兼清血热入手，才能推迟白发出现。将核桃仁 1 000 克、桑葚子 500 克和黑芝麻 250 克共研为末，加入蜂蜜 2 500 克拌匀，每次服 50 克左右，日服 2 次，能平补精血，发白返黑。

将制首乌 20 克、枸杞子 15 克、熟女贞 15 克、川杜仲 10 克、白酒 500 克和白开水 250 克一起浸泡半个月后，加入白砂糖 250 克，每日早晚各服 1 次，白发会减少或消失。

洗头后，用冷水冲洗发根，可刺激头发生长，有助于防止白发。

预防脱发法

生活中，有些人对脱发感到烦恼。其实，如果在平时注意自我养护，就可减少脱发的现象。精神要保持愉快，生活作息要有规律，要有充足的睡眠时间和适当的休息，加强身体锻炼。

应尽量避免精神过度紧张和身体过度疲劳。注意保持头发和头皮卫生，使毛孔处于舒张状态，这样能够起到减缓脱发的效果。每天早晚各梳发百次，能刺激头皮改善头发间的通风。由于头皮是最容易出汗弄脏的地方，勤于梳发可以加快头皮部的血液循环，对于改善头发的营养供应大有好处，这样能防止头发脱落、折断和分叉。

梳发的方向如果保持不变，头发缝儿分开的地方由于常常被阳光照射将会特别干燥或变薄。如果分开的地方开始变薄，应该在搽发乳或头油后加以按摩，使已经干燥的头发得到滋润。有时不妨将分开头发的方向改变，不但能够享受变发型的乐趣，而且能避免分开处干燥而导致脱发的麻烦。

注意对蛋白质的补充，并多吃些含铁、钙和A族维生素等对头发有滋补作用的食物。调整饮食结构，切忌偏食。平时要注意限制动物性脂肪和纯糖类食品，饮食要多样，克服偏食的不良习惯。少吃辛辣食物和肥肉，以新鲜清淡的食物为好。最好多吃一些水果、干果、蚕豆、豌豆、土豆、蛋、胡萝卜、葵花籽、豆芽、芝麻、核桃、燕麦、骨汤、海带和紫菜。尽量少吃甜食。戒除不良饮食习惯，如暴饮暴食，偏食厚味，酗酒，抽烟等。抽烟会影响头发的正常生长，宜下决心戒烟。多吃蔬菜与水果，可防止便秘而引起脱发。饮酒会使头皮产生热气和湿气，引起脱发，宜加节制。

头顶部脱发，多为精神应激性脱发，常吃些乳酪、芹菜、菠菜等调气益神且营养丰富的食品，可保持头顶毛发稠密。前额部脱发，要少吃冰淇淋、巧克力等人工合成甜食，多食新鲜水果、蔬菜等。后脑部脱发，应少饮烈酒、浓茶、浓咖啡，多食深色蔬菜及野果。分娩后脱发，是由于孕期雌激素分泌较多，分娩后雌激素急剧减少使毛发的生长中止，应多食促发生长的食物，如蜂蜜、蛤蜊、动物内脏、蛋黄等，一般在六个月即可恢复。病源性脱发，头发中含90%蛋白质，缺乏蛋白质不仅脱发迅速，头发再生速度也慢，所以患有胃肠道疾病以致消化吸收不良，营养平衡失调，特别是蛋白质和微量元素供应不足者会造成大量弥漫性脱发，可多食蛋类、豆类、杂粮和花生等。脂溢性脱发，应首先忌食辛辣刺激食品，宜多食牛奶、豆类、香菇、黑木耳、菠菜、芹菜等，可减轻油脂分泌，促进毛发再生。鬼剃头斑秃，应多食含维生素

C的果蔬、海产品、黑色食品及维生素 B_1、B_6。过敏性脱发，多见于有过敏体质的人，应少吃畜肉、牛奶、蛋类等食物，多吃糙米、蔬菜以提高人体抗过敏能力。

如果脱发多，可一天按摩头皮 2～3 次，促进血液循环，减少脱发。用啤酒涂擦头发，不仅可以保护头发，而且还能促进头发生长。在涂擦前，先把头发洗净、擦干，用 1 瓶啤酒的 1/8，均匀地涂擦在头发上，接着用手按摩，使啤酒渗透到头发根部。15 分钟后，用清水冲洗干净，并用木梳把头发梳理一下，啤酒的花沫会像发乳一样留在头发上，不仅能使头发光亮，而且能防止头发干枯脱落。如果脱发厉害，可先用清水把头发弄湿，从发根至发尾涂上芝麻油按摩头皮，包上热毛巾捂 30 分钟，再以温水洗头，即可治脱发。

在洗发水中加少许白兰地酒，边洗边按摩头皮，长期坚持，可使头发不再脱落。

如果长期坚持用盐水洗头发，不仅能够杀菌，还能防止或减少头发的脱落，加上适当的按摩刺激头皮细胞，激活毛囊细胞，能够生出头发。只需每星期洗 1 次，2～3 次后即能见效，每次在洗头前先将 100 克食盐投入温水盆中溶解后，再将头发全部浸入，揉搓 5～6 分钟，加适量的洗发精，继续洗浴，将油污洗掉后，再用清水将头发冲洗两遍。坚持几次后，再梳头、洗发时，头发就不会大把脱落了。

将生姜烤热后切开涂擦头顶，每天坚持 2～3 次，每次 20 分钟，可促进头发生长。生姜随用随切，不宜切好备用。高血压患者禁用。如果脱发厉害，生过疮疖的头皮上往往不再生头发，可经常将姜汁涂擦于患处，日久即能长出新发。

辣椒对秃发有一定的疗效。取红辣椒粉 8 克、棕色辣粉 4 克、香料 8 克，与 75％的酒精 80 克混合，浸泡，用来擦头皮，能刺激头发生长。

将 10 克尖头小辣椒切成细丝，用 50 克 60 度的白酒浸泡 10 天，滤渣取汁，用棉花蘸擦秃发部位，每日数次，能促进毛发再生。

头发容易脱落、头皮多和头皮发痒时，可使用陈醋 200 毫升加温水 300 毫升洗头。想使理的发型耐久，那么就请在理发吹风前往头发上喷一点醋，即可达到理想的效果。

如头发逐渐脱落，可用秦椒、白芷、川芎各 50 克，蔓经子、零陵香、附子各 25 克，研碎，用布包好，放在香油里，浸泡 20 天。取出后，带油往头上搽，早晚各 1 次，10 天左右可见效。但注意不要蹭到脸上。

如果头发变得稀少，可将 10 毫升蜂蜜、1 个生鸡蛋黄、10 毫升植物油或蓖麻油，与 15 毫升洗发水及适量葱头汁混在一起搅匀，涂抹在头皮上，戴上塑料薄膜的帽子，持续用温毛巾热敷。一两个小时之后再清洗头发。坚持一段时间，可使头发稀疏的情况有所改善。

将蒜瓣去皮放入研钵中捣碎成泥状，然后把蒜泥或蒜泥滤液直接涂在秃顶部，每天一次，涂后2小时，再用洗发水洗净擦干。每7～10天为一个疗程。在每一个疗程中可以适当地停2～3天。头发干燥型的秃顶患者，最好在蒜液中加入等量橄榄油。一般治疗时间不得少于2～3个月。用蒜泥和蒜汁涂于局部，对皮肤具有刺激作用，能够改善皮脂腺血循环，扩张毛囊，因此有利于毛发生长。

如果头发出现发黄、易落或者斑秃的症状，可将25克柚子核，在开水中浸泡几小时后，涂抹于患部，每日可涂2～3次，坚持1周左右，症状即可好转，如能配合生姜涂搽，既可以固发，又可使毛发生长加快。

将何首乌50克、生地50克和菊花10克泡在水里当茶喝，每日1剂，连用20天左右即可停止脱发，再用20天，可长出新发。

将适量的满天星加花椒，放进锅内用清油熬煎，用鸡毛蘸药汁涂于患处，每日数次，能治秃发。

如果经常脱发，可在每晚临睡前把50克红枣(10个左右)洗净泡水，泡涨后用大火煮熟，涂搽头部，坚持1周后效果就会显现出来，逐渐头发就不再掉了。每晚睡前吃一两红枣可防治掉发，红枣可生吃，也可煮熟吃。

糯米泔水对于护发有很好的效果，因此在每次淘洗糯米时将其泔水沉淀，留取下面较稠的部分，放入容器中贮存几天，当已发酵变酸后便可以使用了。在用时，先用泔水将头发揉搓一遍，再用冷水冲洗干净，不久就会发现头发变得乌黑如漆、松软润泽，如果头发中夹有白发或是“少白头”，用糯米泔水洗头，均可恢复黑亮。

将生芝麻40～100克与淘米水2 500～3 500克，同煎至沸腾。稍温即用来洗发。待头发干爽时，用清水冲洗。每天1次，4天见效。

将猪板油100克剁碎、冰片50克研末，混合搅匀。卷在3～5张草纸中，点燃，将熔化后的混合药油，滴在瓷盘中。用温水洗擦后，将晾凉后的药油涂擦患部，每天1次。可用于防治斑秃。

将花椒50克、生姜20克和当归10克浸泡在300毫升白酒中。一星期后，用酒液涂患处，每天数次，能防治斑秃。

用一片生洋葱在秃顶上摩擦，再用蜂蜜在涂过的头顶摸敷，使其刺激毛囊，促进头发生长。坚持每天擦。

晚上临睡前，坚持用酸奶擦头皮，可防治微秃。

每天用适量的狗乳涂患处，有滋阴润发、乌发、生发之效。防治头发稀疏。

将新鲜采下的侧柏叶浸泡于白酒中盖严盖子封存，7日后将柏叶挑出，用剩下的液体,涂搽于患处,坚持每天搽,可防治脱发。

将鲜侧柏叶 120 克捣烂浸泡在香油中,7 天后滤取液汁,涂擦毛发脱落部位,每隔两三天涂一次,涂擦后戴上帽子,能防治脱发。

将 50 克烟叶放入 150 毫升食醋中浸泡 1 周后使用。用该浸泡液外擦患处,每日 3～4 次,一月左右可见效。

预防头发发黄法

头发发黄的主要原因有甲状腺功能低下,高度营养不良,重度缺铁性贫血和大病初愈等,导致机体内黑色素减少,使乌黑头发的基本物质缺失,黑发逐渐变为黄褐色或淡黄色。另外,经常烫发或用洗衣粉及碱水洗发,也会使头发受损发黄。

营养性发黄是高度营养不良引起的。鸡蛋、瘦肉、大豆、花生、核桃和黑芝麻中含有大量的动、植物蛋白,可以改善机体的营养状态,而且这些食物中还含有构成头发的主要成分胱氨酸及半胱氨酸,是养发的最佳营养食品。

体酸性发黄是血液中酸性毒素增多所致,与过度劳累及过食甜食、脂肪有关。应多食海带、鱼、鲜奶、豆类等。此外,常吃芹菜、油菜、蘑菇、柑橘、菠菜等含铁食品,也能抑制体酸。

缺铜性发黄是在头发黑色素生成过程中缺乏一种重要的含有铜的"酪氨酸酶"。体内铜含量不足会影响这种酶的活性,使头发变黄。富含铜元素的食物有动物肝脏、西红柿、土豆、芹菜、水果等。

辐射性发黄是由于职业的特殊性,如从事电脑、雷达职业以及 X 光医生等工作而出现头发泛黄,应重视补充富含维生素 A 的食品,如猪肝、蛋黄、奶品等,还应多食能抗辐射的食品,如紫菜、高蛋白食物以及多饮绿茶。

病源性发黄是因为患有某些疾病,如缺铁性贫血和大病初愈时,都能使头发由黑变黄,应多吃黑豆、核桃仁、小茴香等,因为黑豆中含有黑色素生成物,有促生黑色素原的作用;小茴香中的茴香醚则有助于将黑色素原转变为黑色素细胞。

机能性发黄主要原因是精神创伤、劳累、季节性内分泌失调、药物和化学物品刺激等导致机体内黑色素原和黑色素细胞生成机能的障碍,要多食海鱼、黑芝麻、苜蓿菜等。苜蓿中的有效成分能复制黑色素细胞,有再生黑色素的功能;黑芝麻能促生黑色素原;海鱼中的烟酸可扩张毛细血管、增强微循环,使气血畅通,消除黑色素生成的障碍,使头发祛黄健美。

头发逐渐变黄,除因体力和精神过度疲劳因素外,主要是由于摄入纯糖和含脂肪的食物过多，使血液酸性增高所致。故应少食奶类制品，油炸食品、高脂干酪、巧克力、白糖及高脂肪食物；而应注意多食些含蛋白质、碘、钙的食物，如精肉、鱼、禽肉、海带、紫菜、花生、鲜奶、豆类等食物，还可以食些含铁质多的蔬菜，如芹菜、油菜、红苋菜、胡萝卜等，对酸性物质有抑制作用。

将首乌磨成粉，早晚各服9克；将芝麻与核桃肉炒熟后加糖，早晚各食1汤匙；将枸杞子泡茶或煎汤服用。均可防治头发发黄。

第6招　强精固本防性衰

健康规律的性生活可以释放人体内的效能，达到身心愉快，生活充实，心理生理平衡，使人奋发向上，朝气蓬勃。正常的性生活是每个已婚者的合理要求，它是人类生活的一部分。它能使夫妻双方生活幸福、身体健康、青春永驻。由于性生活能使人体的体温上升2～3℃，心率加快，血管扩张，血压上升，血液循环加快，大腿、胸部、臀部和盆底肌等参与剧烈的运动，因此它能保持女性青春美和降低心血管疾病等的发病率，防止早衰。

食物防性早衰法

食物与人的性功能之间存在着重要的联系。要适当吃一些有益于性功能的食物，由于中年人的体质已经由盛转衰，而性生活的过程又损耗精和气，为了防止性功能早衰，应常吃一些能增强性功能的食物。

1. 注重摄取营养素

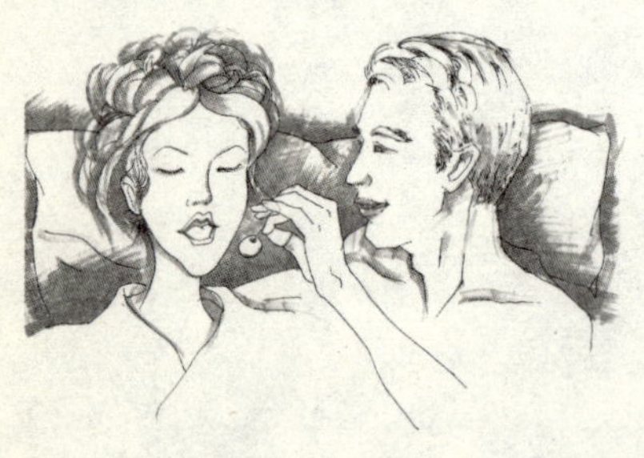

蛋白质。蛋白质含有人体活动所需的多种氨基酸，它们参与包括性器官、生殖细胞在内的人体组织细胞的构成，如精氨酸是精子生成的重要成分，具有提高性功能和消除疲劳的作用。优质蛋白质的来源主要有禽、蛋、鱼、肉类等动物类蛋白及豆类蛋白。酶是一种在体内具有催化作用的特殊蛋白质，能促进人体的新陈代谢，对健康有益。如果体内缺乏酶类，可出现机体功能减退包括性功能减退，甚至丧失生育能力。酶存在于各类食物中，在烹调食物时应注意温度不宜过高，时间不宜过长，以免使酶受到破坏。

脂肪。人体内的性激素主要是由脂肪中的胆固醇转化而来的，长期素食者会影响性激素的分泌，不利于性功能的维持。脂肪中含有一些精子生成所需的必需脂肪酸，如缺乏，不仅影响精子的生成，而且可引起性欲下降。适量食用脂肪，还有助于维生素A、维生素E等脂溶性维生素的吸收。肉类、鱼类、禽蛋中含有较多的胆固醇，适量摄入有利于性激素的合成，尤其是动物内脏本身就含有性激素。

维生素。维生素A和维生素E都有延缓衰老和延缓性功能衰退的作用，且对精子生成和提高精子的活动均具有良好的效果。禽蛋、乳制品、鱼、蟹、贝类、韭菜、芹菜、胡萝卜、南瓜、甜薯、干辣椒、番茄中含有维生素A，谷胚、蛋黄、豆类、芝麻、花生、植物油、麦胚、麦片中含有维生素E。维生素C对性功能的维持也有积极的作用。含维生素C丰富的食物有鲜枣、山楂、猕猴桃及各种蔬菜、水果等。维生素B是人体细胞中促进氧化还原的重要物质之一，除参与体内代谢，维护正常视觉机能外，还与人的性生活质量有关。当人体缺少维生素B，尤其是严重缺乏时，可导致腔道黏膜变薄、黏膜层损伤和微血管破裂等，对女性生殖器官所造成的伤害则更为严重，如出现阴道壁干燥，阴道黏膜充血、溃破等，并直接影响性欲，造成性欲减退或性冷淡。阴道内腔环境的病理性改变会导致性交痛及畏惧同房，即使是勉强过夫妻生活，亦无欢愉快感产生，反而会造成女方精神极度紧张，并加剧痛感。所以，平时要注意多吃富含维生素B的食物，如奶制品、动物肝肾、蛋黄、鳝鱼、胡萝卜、香菇、紫菜、芹菜、橘子、柑、橙等。对已有症状者，可按时适量补充维生素B_2片，每日服3次，每次服2～10毫克，症状严重者服药时间可延长至症状改善时再停药。

微量元素。人体内缺乏锌，会引起精子数量减少、畸形精子数量增加以及性功能和生殖功能减退，甚至不育，动物内脏、瘦肉、牛奶、豆类、土豆、红糖中含锌丰富。食用牡蛎能起到滋阴壮阳的作用。牡蛎含锌量极高，这种重要的矿物质能使人体性腺活跃。

2. 选用助性食物

鱼类。鱼不但是人类餐桌上的美味佳肴，还被称为人体血管的“清道夫”，并且有提高“性趣”的作用。因为鱼体内含有丰富的磷和锌，可以增强性功能。尤其是锌，成年男子体内缺锌时，精子数量会减少且质量低劣，并伴有性功能和生殖能力下降；成年女子缺锌则发生体重下降，阴道分泌物减少。因此，有学者将锌美誉为不可多得的“夫妻性和谐素”。鲨鱼肉虽味腥，但具有“性爱催化剂”的功能。

虾类。虾肉既是美味食品，又是补肾壮阳之佳品，其功效在于能提高精液质量，增强精子的生命力。

乌龟。乌龟能补肾固精，是治疗肾虚、腰痛和遗精的良药。

海马。海马能温中益气填精补肾，是治疗阳痿、早泄的灵丹。

海参。海参具补肾壮阳缩泉固精之功，能治肾虚、阳痿和遗精等疾病。

海藻。海藻是性欲的活力剂，因甲状腺活力过低会减少性活力和性欲，而海藻中丰富的碘、钾、钠等微量元素正是保障甲状腺活力的重要物质，其含碘几乎超过所有的动植物。

麦芽油。麦芽油是性衰退的预防剂，麦芽油中的维生素 E 能刺激男性精子的产生，防治男女不育症，增强男女的性能力等。因此，平时应注意适量食用一些杂粮、糙米，不要一直只吃精米。

蜂蜜和蜂王浆。蜂蜜和蜂王浆是增精的甜味剂，因蜂蜜含有大量的花粉，有明显的活跃性的生物特性；蜂王浆中的天门冬氨酸含有促进发育、提高性腺机能、刺激生殖能力，促进新陈代谢和造血功能，以及调节神经、抗老防衰等有效成分。

种仁。种仁是性欲的促进剂，它们含有丰富的维生素 B、维生素 E，是蛋白质的极佳来源。因此，常食玉米、瓜子、核桃仁、芝麻、花生、杏仁、小麦等，对性功能十分有益。

荔枝。将荔枝核 15～20 颗打碎后加水煎服，可用于防治睾丸肿痛。

莲子。将新鲜莲子(莲子中央的绿色小芽芯不要剥去)15 克加水煎服，连同莲子一起服用，可用于防治梦遗过多。也可将鲜莲子 10 克(带莲心)放在饭锅上蒸熟后嚼服，每日 2 次，连服 2 日。

葡萄。将新鲜葡萄 250 克去皮，捣烂后，加适量温开水饮服，每日 1～2 次，连服两周，可用于防治前列腺炎和小便短赤涩痛。

猕猴桃。将新鲜猕猴桃 50 克捣烂加温开水 250 毫升(约 1 茶杯)，调匀后饮服，可用于防治前列腺炎和小便涩痛。

芒果。将芒果核 10 克打烂后加水煎服，每日 2 次，连服 2 周，可用于防治睾丸炎和睾丸肿痛。

白果。将银杏果 10 枚带壳炒熟后取仁食用，可用于防治遗精过多。

木瓜。将用木瓜 250 克切片后放入 1 000 克米酒或低度白酒中，浸泡 2 周后饮用，每次饮用 15 毫升，每日 2 次，连服 2 周，可用于防治肾虚阳举不坚和早泄。

红枣。红枣有益血壮神的功能，常食用红枣能起到补血的作用，对早泄和阳痿患者有很好的食疗效果。

核桃。每日吃 2～4 粒核桃，可起到健肾补血等作用，还能辅助治疗肾结石和尿道结石，并能延缓衰老。

3. 补肾壮阳食物

能补肾阳、益气助火的食物有粳米、小米、刀豆、葫芦把、羊肉、羊骨架、羊肾、羊睾丸、火腿、牛肾、牛鞭、白马鞭、驴鞭、公鸡、黄母鸡、洋鸭肉、麻雀肉、麻雀蛋、鸽子、蛤蚧、狗肉、狗鞭、鹿茸、鹿肉、鹿角胶、鹿鞭、鲤鱼、花鲢、泥鳅、黄鳝、河虾、对虾、淡菜、海参、蚂蚁、蜗牛、蟋蟀、雄蚕蛾、蚕蛹、蜻蜓、枸杞子、覆盆子、大枣、韭菜、韭菜子、芹菜、肉苁蓉、肉桂、花椒、公丁香、大茴、小茴、胡椒、葱、蒜、香菜、冬虫夏草、胎盘、蜂王浆、胡萝卜、咖啡、红参等。

4. 滋阴养血食物

具有滋阴养血、填精益髓的食物有粳米、米油(粥油)、马料豆、羊骨髓、猪肉、猪脊髓、猪蹄、牛髓、黑鱼、桂鱼、鳝鱼、乌贼鱼、鱼鳔、甲鱼、乌龟、干贝、蚶子、桑葚、五加皮、芋头、山药、土豆、红薯、黄精、芝麻、银耳、石衣、石花、人乳、羊乳、牛乳、燕窝、蛤蟆油、蜂蜜、酥油、奶酪等。

5. 保持男性性功能食物

男子要保持性功能的长盛不衰,必须合理增加营养。性生活是人的生理活动,在性生活中,人体既有精神的欢快,又有物质的耗损。要补充这些耗损,最基本的是合理增加营养。大枣、芝麻、蜂蜜、葡萄、莲子、山药、核桃等植物类食物具有补肾、益精、助阳的功能,它们对于维持和提高男性性功能有重要作用。此外,虾、海参、泥鳅、麻雀、黄瓜、韭菜、裙带菜等动植物类食物都有利于防止男子性功能早衰。国外营养学家运用现代技术对一些食物做了分析研究,肯定山药、鳝鱼、银杏、海参、冻豆腐、海水鱼、豆腐皮、花生、核桃、芝麻等食物具有强精的效果,因为它们含赖氨酸较多,而赖氨酸是形成精子的主要成分。

6. 防治女子性欲低下的食物

参归炖鸡。将小公鸡 1 只宰杀去毛、内脏和血后洗净,当归 20 克和太子参 30 克放入鸡腹内,置大沙锅中,加入适量的料酒、精盐、生姜末、葱和清水,先用旺火烧沸,再改用小火,炖至肉烂熟。起锅时加入少许味精和香油。吃肉饮汤,有条件者可经常吃。适合于肾阳虚衰型女子性欲低下,对房事毫无兴趣,形寒肢冷,神疲体倦,纳少便溏,月经量少,色淡,质稀,有时小腹冷痛,有时感阴部寒冷,面色苍白或萎黄,舌淡,苔薄白,脉沉迟。

虫草鸽汤。将冬虫夏草 10 克洗净,并用清水浸泡 2 小时。将雌鸽 1 只宰杀、去毛、内脏和血后洗净。将雌鸽、冬虫夏草及泡冬虫夏草的水全部放入大沙锅中,旺火烧沸,加入适量的料酒、精盐和生姜末,改小火炖 90 分钟左右,起锅时加入少许味精。饮汤、吃肉与冬虫夏草,有条件者可常吃。此汤温中益肾,固精壮阳。适合于肾阳虚衰型女子性欲低下者服用。男性阳痿患者也可食用,但最好用雄鸽代替雌鸽。

蛤蚧春酒。将蛤蚧15克、人参15克、淫羊藿30克、枸杞子30克和益智仁20克一起放入装有优质白酒1 500毫升的瓶中,加盖密封,60天后服用。每晚睡前饮20～50毫升。量小者喝少些,一次量不超过100毫升。此酒助肾阳,益精血,适合于肾阳虚衰型性欲低下的女性饮用。

鹿茸参酒。将人参30克、鹿茸10克和冰糖50克一起放入装有优质白酒1 500毫升的瓶中,加盖密封,60天后饮用。每晚睡前饮20～50毫升,饮此酒能生精益血,壮阳健骨,最适合于肾阳虚衰型性欲低下的女性饮用。

鱼籽豆腐。将嫩豆腐500克放入沸水中烫1分钟,捞起沥净水,切成红烧肉形状的大块;合欢花10克放入小沙锅中加水煎,取头汁与二次汁对匀,备用;蛋清1个磕入碗中,加入少许面粉、精盐和湿淀粉拌成面糊。锅置旺火上,放入猪油500克烧热,将豆腐逐块蘸蛋清糊下锅,炸成红黄色捞出,装入瓷碗内,并上笼蒸熟取出扣入大盘中。锅再置火上烧热,将合欢花汁倒入锅中,放入鲤鱼鱼籽100克以及适量的生姜丝、精盐、料酒、花椒、葱和酱油,鱼籽煮熟时淋入湿淀粉,撒入味精,勾芡。将芡汁浇在豆腐上即可食用。疏肝理气,解郁安神,补精助阳。适合于肝气郁结型性欲低下的女性食用,尤其适合于情志忧郁、胸胁胀闷、经期先后不定、对房事无兴趣的女性食用。

7. 女性助性食物

猪腰杞汤。将猪腰子2个去筋膜、洗净后成切片,与枸杞子30克一起入锅加水煮汤,调味食用。

虫草炖鸭。将雄鸭1只宰杀、去毛和内脏后洗净,放入沙锅内,下入冬虫夏草50～10枚以及适量的精盐、葱姜调料,加水以小火煨炖至熟烂后食用。

苁蓉羊肉。将肉苁蓉15克放入小沙锅内加水煎,去渣取汁,与羊肉和粳米各100克共煮。待肉熟米开汤稠,撒入少许葱、姜、盐稍煮片刻。寒冬食用。

麻雀双子。将麻雀2只宰杀、去毛及内脏,与菟丝子和枸杞子各15克共煮。熟后去药食肉喝汤。

枸杞炖鸽。将鸽子1只宰杀、去毛及内脏,与枸杞子30克一起放炖锅内,加适量水,隔水炖熟,吃肉喝汤。

酒蒸公鸡。将公鸡1只宰杀后去毛及内脏,加油和少量精盐,放锅中炒熟,盛入大碗中,加入糯米酒500克,隔水蒸熟食用。

胎盘虫草。将鲜胎盘1个和冬虫夏草10克一起放入大碗内,隔水炖熟吃。

虾炒韭菜。将韭菜100克洗净后切成段。将青虾250克洗净后放入烧热的植物油锅内煸炒片刻，下入适量的料酒、酱油、醋和姜片等调料，再加入韭菜煸炒至熟食用。

生活有规律法

保持性功能活力，一般男性可以保持到70岁以上，女性可到65岁以上。年轻时，性功能旺盛时期，性生活要有所节制，不要随心所欲，纵情过度，要养成一种规则的日常起居习惯，安排好性爱频度，讲究性生活质量，这样可以刺激雄雌性激素在体内保持平衡，从而延缓性早衰。

不要错误地将夫妻间的性爱简单地理解为性交、拥抱、亲吻、爱抚、依恋；温存同样也是性生活的重要方式，夫妻间广泛地交流感情，可满足彼此的心理和生理需要，同样可产生和谐的性生活效果，又有助提高性生活质量，延缓性衰老。

凡性生活能知节制者，常能延年益寿；在养生之道中，从古至今，莫不主张节制性欲，保养真精，无阳不亏，气与神才能保持旺盛，故中年时期注意节制性欲，就可推迟性机能的衰退；纵欲、性交过度，不但对老年人，即使对中年人，也会引起性机能衰退而失性功能活力。

夫妻恩爱，心情愉快，可促使血液循环、神经细胞的兴奋程度、心理和身体各种机能调节到最佳状态，从而保证食欲旺盛，精力充沛，思维敏捷，免疫功能增强，这是防止性功能早衰、延年益寿的灵丹妙药。

在性生活方面，中医认为在秋冬要节制房事，蓄养阴精。这点对中老年人特别重要。因为随着年龄的增长，阴气将由旺盛而趋向逐步减弱。故中老年人精力渐衰，是自然的趋势。中老年人节欲，以养肾精，可延缓衰老的过程，达到长寿目的。

根据四季气候的变化规律，掌握性生活的频度，对养生保健有一定意义。如春季性生活次数可稍多；夏、秋季则适当节制；冬季则要节欲。特别是中老年人，冬季更要减少性生活的次数，才能达到保养“阳气”，养精蓄锐的效果。

老年人，由于受旧观念影响，往往不谈以至远离房事，其实，对老年夫妻生活采取禁欲的态度，对身体健康不利。唐代养生家孙思邈主张节房事，但不是禁绝，而是强调适度。老年人维持积极的性生活，有助于保持生命的活力，如果放弃性生活，则会加速衰退，难以青春常驻。禁欲不利健康，也不利于长寿。国外报道，禁欲的人，其衰老与死亡率比正常过性生活者高30%以上。来自俄罗斯和日本的调查资料表明，一些长寿者，他们的配偶大多数都健在，而丧偶者则短命者多。因此，健康长寿并不属于那些禁欲者。如果长期没有性生活，各种内分泌会进一步减少而加速衰老过程，女性阴道更进一步废用性萎缩。而适度性生活可延缓衰老，使老年人心身健康，精神愉快。性生活频度不能机械规定，因人而异，主要以第二天没有疲乏、腰酸、食欲不振等感觉为适度。

心理健康法

要相信自己性机能是正常、强壮的，在精神上立于不败之地，这对中老年人往往是至关重要的。中老年人在疲劳时，由于体内性激素的减低，往往会遇到性生活动作不够理想，性感受不如以往强烈，甚至早泄等诸如此类情况，这时候更要坚定信心，正确对待，切不可与性功能低下划等号。

在对配偶保持忠贞的前提下，要持有爱慕女性的心气，这样便能刺激性腺激素的分泌，保持不懈的性功能。

心理上的衰老，使性功能加速衰退。如不服老，多活动，多锻炼，能使性功能保持较长时间。要注意外表的年轻化，老年人追求年轻的情绪，会使机体也随之年轻；相反，害怕衰老，常自叹“老矣”，在精神上做了衰老的俘虏，则很快地跌入衰老的境地。

性心理要健康，世界卫生组织对性心理健康所下的定义是：通过丰富和完善的人格、人际交往和爱情方式，达到性行为在肉体、感情、理智和社会诸方面的圆满和协调。性心理健康评定标准必须具备的条件是，个人的身心应有所属，有较明显的反差。如果阴阳莫辨，就难以实施健全的性行为与获得美满的爱情；个人有良好的性适应，包括自我性适应与异性适应，即对自己的性征、性欲能够悦纳，与异性能很好相处；对待两性一视同仁，不应人为地制造分裂、歧视或偏见。对种种历史原因形成的与科学相悖的性愚昧、性偏见及种种谬误有清醒的认识，理解并追求性文明；能够自然高质量地享受性生活。

运动增强功能法

美国一所大学的研究发现，男性多做运动，有助于减低性无能，令其“性寿命”延长，减慢衰老速度。特别是年逾 50 岁的男性，如果他们一向有运动的习惯，性无能比例比不做运动的男性少三成。研究人员认为，只要男性多做运动、不吸烟、不酗酒，可能令男士的雄风延长 10 年。研究又指出，只要一周跑步达 3 小时，患性无能的机会比其他男性低三成。

人到中年后，由于生理机能的变化，身体素质下降，所以强身健体、预防疾病就显得尤为重要。体质强，则身体健，体健靠锻炼，故人到老年，要多做户外活动，进行一些适合自己的运动项目，持之以恒，可推迟衰老，也可延缓性机能衰退。国外曾有人做过调查，凡是参加运动的人，与参加运动前相比，40%的人更易兴奋，25%的人更易达到性高潮。

在更年期，包围和支持阴道以及附近器官的骨盆肌肉因年龄的增加而变得松弛，这就容易出现张力性尿失禁，即膀胱口经不起一定的压力，在咳嗽、挤压、爬高、打喷嚏或大笑时，就会出现溢尿，这不仅会给人带来啼笑皆非的麻烦，也会影响性生活，降低性活动的兴趣和敏感度。为了防止上述现象产生，可加强盆底肌肉的锻炼，若能持之以恒，就能有效地防治“失禁”、“脱垂”之类影响性生活的疾病，从而使自己更年期性生活更为和谐。

洗澡增强性功能法

适当地采用冷热水交替浴，或对阴茎和腹股沟进行温水淋浴，有助于增强男子的性功能。冷热水交替浴是一种很古老的增强男子性功能的锻炼法。先在澡盆内用温水浸泡身体，待充分温热后再出澡盆，将阴部施以冷水，等3分钟左右，待阴茎、阴囊收缩后再入澡盆，如此反复3～5次即可结束。若每日能坚持做冷热水交替浴，可使中年以后的男性精力充沛、性功能增强、疲劳减轻。

入浴时，如果利用莲蓬头将温水淋至阴茎根部周围，对于恢复睾丸的“能量”也有很好的效果。这是因为沐浴能对局部的穴位产生集中加热的刺激效果，而温水刺激则可使血液循环加快，能尽快地消除睾丸和阴茎的疲劳。不仅是阴茎根部，大腿根内侧的腹股沟也是重要的刺激部位，淋浴的同时如能用手指从上向下抚摩腹股沟，则效果更为明显。此外，下腹部的关元、气海等穴位，用温水刺激，也能增强性功能。

按摩增强性功能法

强腰法。取直立位，两腿稍分开与肩平齐，两手叉腰，左右轻轻扭动腰部，每次扭动60～100次，以腰部有松弛感为度。腰部摆动不要太大，频率适中，每日数次，可锻炼腰部肌肉，改善腰部肌肉和盆腔脏器的血液循环，刺激骶丛神经，调节神经的兴奋性。

暖肾法。取坐位，两腿自然下垂，两手对掌摩擦，直到发热，然后贴于腰部，沿脊柱在第二至第五腰椎之间，上下摩搓，手法由轻至重，一直到腰部发热并有向内透射的感觉时即可停止。中医认为，性功能减退与肾气不足有关，腰为肾之府，通过外部摩搓，使热透达内脏，可帮助肾气的恢复，有助于性功能的提高。此法也可取俯卧位，由妻子（丈夫）帮助丈夫（妻子）按摩，当做完此法时，会感到腰部舒适，精力充沛，有助于提高性欲和性器官的功能。

强精固阴法。男性取平卧位，左手握住整个阴囊，轻轻地挤压约30～50次，如在挤压过程中出现阴茎勃起，应继续挤压，直到阴茎恢复原状。通过对睾丸的刺激，促进激素分泌。女性取平卧位，右手掌放在脐下部位，顺时针方向按揉小腹部，手法由轻至重，至有发热感为止。可增加盆腔脏器的血液循环，恢复内分泌的平衡，并有一定减肥功效。

松弛法。取俯卧位，两手放在臀大肌上，颤抖般地按摩肌肉，使臀部肌群全部放松，有助于提高疲劳阈值，使男女双方能够在性生活过程中可承受持久的负荷。对提高中老年人的性功能颇有帮助，若由夫妻双方彼此给对方按摩，效果更好。

乳腺摩擦法。用左右手分别在乳腺摩擦36次为1回，共10回，因乳腺与生殖系统关系密切，如能经常摩擦，能防肌肤和性衰老。

性功能低下康复法

摩擦双耳。晨起时，用指头或螺纹面在双侧对耳轮以及耳轮体等耳部轻轻环形摩擦，或点压揉按，以局部微胀痛有热感为度。具有调和阴阳、疏通气血，健肾固精之效。

摩揉睾丸。将双手揉热，先用右手握住两睾丸，使右侧睾丸位于手掌心，左侧睾丸位于拇、食、中三指腹罗纹面上，然后轻轻揉动，向右转30～50次，再向左转30～50次，以略有酸胀感而无痛为度。然后再以左手如右手轻轻揉按。亦可以擦法操作，即先用一手拉紧阴囊，固定外肾、用另一手掌心大鱼际处置于睾丸上，然后轻轻摩擦，以睾丸微热为度。

下腹部摩擦。临睡前，将一只手放在脐下耻骨上小腹部位，另一只手放在腰上，然后一面按住腰，一面用手在下腹部由右向左慢慢摩擦，以自觉腹部有温热感为度。

腹股沟摩按。临睡前，将双手放于两侧腹股沟处（大腿根部）。以手掌沿斜方向摩按36次，可每周按摩一次，对增强性欲、提高精力有一定的作用。

摩击肾府。双手掌放于同侧腰(腰为肾之府)部,从上向下往返摩擦约2分钟,以深部微热为度。

摩按尾闾。尾闾是尾骨与骶骨合称,摩按尾闾是用摩法和按法在尾骶骨部位操作。取坐位,用双手掌同时或交替在尾闾部位轻轻摩擦,以局部微热为度,每次3～5分钟。也可用双手指螺纹面在腰俞穴、长强穴按压,由轻而重,以酸胀感觉为佳,每穴按1分钟。对性功能低下、性功能障碍、遗精、阳痿、早泄、阴干、阴痛、月经不调、赤白带下等均有较好的效果。

攀足固肾。取仰卧位。两手从膝盖上拉至髋关节经腋前线上至头上,两手呈十字交叉,手心向上挺拔,两脚蹬直,两手从上直线下落。手向前伸,上身前弯,两手搬足心涌泉穴处,脚用力蹬直,手与脚用力相反,松手,使肢体恢复仰卧状。如此反复10次。初学者可量力而行,不必强求次数,宜根据能力而决定次数。具有强壮腰膝、补肾固精之效。

立式排尿。排尿时男性脚尖用力,挺然直立;女性以脚尖(尤以第一、二足趾用力)支撑身体的蹲式;咬紧牙关,尽量屏吸,不容松懈,直至排空尿液,即所谓"以门神的姿态排尿"。坚持平时排尿即应用此法,使精所不得外泄,日久则有强肾益精之效。

睡卧暖睾。临睡前,在侧卧状态下把睾丸收藏在大腿内侧,保持睡眠时双腿轻轻夹住睾丸,使其温暖,以积蓄精气,日久自能强精益肾。

闭精益肾。排尿时,深吸一口气纳入丹田,然后闭息,意想此气由丹田至会阴,沿督脉,上百会,即守住百会穴,复想此穴有一绿色的"水"字随气下行于丹田。此功法闭精甚严,若需开精门,可于排尿时去掉一切杂念,呵气即可。

太极壮阳。取坐式,全身放松,两手掌心向下,平放在双膝上。头宜正,腰自然伸直,微闭双目,排除一切杂念。用舌尖抵上腭,以鼻吸气到小腹后暂时呼吸,小腹同时向内缩,两腿肌肉向后收紧,双腿犹如向后退的样子。但臀部必须用力抵住,不得使臀部后退。同时用力收缩肛门,做忍大便状,直到忍不住时,徐徐吸气,全部放松,再恢复原状,如此一收一放,连续练习150次,每日3次,两个月后可见良效。

收缩肛门。任何姿势皆可,务使心情平静,精神集中微闭双眼,然后慢慢缩紧肛门,尽量上提,并逐渐放松,使肛门松弛,如此反复收缩放松,每次连续做3～5分钟。坚持锻炼,对男子皆有强精增力的作用。

吸缩呼胀。立式、坐式皆可。先闭目片刻,使精神安定,放松腹肌使之鼓起,然后吸气,同时腹部用力凹下,直至吸到不能再吸的程度。然后放松肩部,鼓起腹部,慢慢呼气。吸气时,使舌尖抵在上齿内侧,以鼻吸气;呼气时,舌抵下腭,并渐渐放松力度。每日练3次，每次3～5分钟即可。

振臂练腰。将双脚分开，与肩同宽，以脚拇指用力着地站立；下肢尽量用力，同时使上身放松，轻轻张开手掌；以手臂向前3分、向后7分的比例摆动；每日早、中、晚各一次，每次摆动100次以上；可根据情况逐渐增加摆动次数，若能达到1 000次尤佳。做完振臂后，保持以上姿势，双脚用力着地，尽力向后转腰，以看背后的物或手为要领，转到无法再转后，回复到正面，再转向另一方向，如此为转腰一次，每日3次，每次转100次以上。完成以上两步后，保持原姿势，以两手叉在背后，身体尽量向后弯曲，直至不能再弯为止，再使身体恢复自然姿势。一般应弯至45度以上，每回做10次以上，每日做3遍。

阳痿康复法

取仰卧位，以双手食指同时按压阴茎的左右根部，旋揉按摩200次。

以一手食指旋揉会阴穴200次。

以右手掌横放于脐下的石门穴上，左手叠放在右手背上，向下推至毛际处，反复200次。

用两手的拇指、食指、中指分别捏住同侧的睾丸，并同时揉搓200次。

用两手握住两睾丸，向下反复牵拉阴囊200次。

消除性疲劳法

随着年龄的增长，很多男性在性生活后会出现不同程度的疲劳感，如全身酸软、嗜睡、乏力等。有的很快恢复，有的可能要持续几天。许多学者总是告诫男性在性生活后不要马上入睡，应该在性爱后为妻子适当爱抚，或与妻子聊聊天，这样可以帮助消除疲劳，也可以下床伸展一下腰背，在室内散步，以上活动均能迅速消除疲劳。最好洗个温水澡，让温水在头顶淋上几分钟，以刺激头顶部的百会穴，不仅可以改善脑部及全身的血液循环，使身体得到放松和休息，还可提高睾丸的生理机能。

克服更年期心理性“性障碍”法

更年期生理性性功能减退，并不是性功能的消失和中止。从生理角度来看，男女双方在更年期或更年期后仍有充分的性生活欲望，对女性来说，绝经并不影响其性生活；就男性而言，其生殖器官仍能被激起性兴奋，得到性满足。因此必须认识到，更年期适当合理的性生活，是正常的生理需求，能延缓生殖器官的衰老速度，有利于身体健康。如果过分抑制这种生理需求，会导致老年人的各种身心疾病。老年人合理的性生活，也是老夫妻感情交流的一种方式，有利于晚年生活的幸福和愉快。国内外学者经过研究认为，更年期早期性生活以每周一次为宜，这个数字适合大多数人，但也有少数人感到过频或不满足的。绝经后的女性，卵巢功能接近消失，但仍有一定的性要求，这时应以10～15天一次为宜。人类随着年龄增长，性欲下降，性交频率也相应减少。所以，一般应根据年龄、身体状况合理调整安排更年期的性生活频率。但性生活安排也要因人而异，一对夫妇性生活的适当频率，应以性交后次日双方都不会感到疲劳为原则。

防性衰诸忌

忌多用药。由于有不少药物会对性功能产生负面影响，如降血压药、镇静药、抗精神病药、利尿药等，故患病后应及早诊断，及早治疗，使用药物宜少不宜多，能用一种就不要用两种，疗程宜短不宜长。

忌酗酒。因过量或长期嗜酒，可使性腺中毒，特别是睾丸、表现为血中睾丸酮水平降低，可使男性出现性欲减退、精子畸形和阳痿，故一旦出现性欲减退，就当及时把酒戒掉。

忌不节制。中医学认为肾精乃人生命之根本，肾精损伤必然影响寿命，极易使人早衰。在性生活上长期放纵最容易引起肾精亏损而使人过早衰老。人从20多岁结婚，到30多岁有了子女，这期间男女的身体都发育成熟，体力与精力良好，激素分泌旺盛，性生活易于频繁。只图一时欢乐，不注意节制，会给身体带来危害。有人以为房事多一些，可以用吃补药、吃营养来弥补，这只能说好一些罢了，但却无法抵消。临床上经常发现许多疾病都与精亏肾虚有关，有些身体虚弱就是因为房事过多而引起的。

忌长期分居。在现实生活中，有不少老年夫妻分居生活，这对老年人的健康是不利的。现代医学研究证明，60岁左右的男子，性兴奋的生理现象虽不如年轻时明显，但仍然有活跃的性活动；而年过60岁的妇女，对性刺激的心理反应虽不如年轻时强烈，但达到快感的能力并不减退。健康老年人过性生活，对男子来说，有助于保持心理平衡，因为到了这个年龄，他们对工作的压力有所降低，生活较稳定；而女子绝经后过性生活，能预防多种疾病的发生。从生理角度来看，爱情可以促进血液循环，使肌肉和关节富有弹性，扩张动脉，美国科学家研究证明，合理的性生活可以预防老年人患高血压，性兴奋是治疗抑郁症的良药。适度的性生活可以避免老年人孤独、抑郁等不良的情绪的产生，有利于增进老年夫妻的感情交流，恩爱长寿，延缓衰老。

忌乱吃滋补强壮剂。“补肾”已成为祛病延年的热门话题，药店的“壮阳药”并非人人皆宜，合理地调节肾阴、肾阳平衡，以“阴平阳秘”为治疗目的的良方才是上品。“是药三分毒”，如多用助阳药易损阴；多用滋阴药可损阳。长期用药会误伤机体，可能招致阴阳失调，气血不和，百病丛生。

忌以自我为中心。爱情是男女之间心理活动与生理活动的结合体，性生活则是夫妻之间正常的生理要求。因此夫妻双方在生活上应采取相互尊重的态度，彼此尊重对方的意愿，不能“以自我为中心”，要求对方无条件地服从。必要的常识，充分的准备是美满和谐的性生活的基本条件。双方要在爱抚、体贴、照顾的原则下，调节性生活频率以利于和谐快乐。

欲有所忌。欲不可纵，养生的关键在于养精、保精和用精。精少就会神减气衰，百病乘虚而生。因此，要顺应自然，不要过分沉溺于房事，更不可随意纵欲。房事不可随心所欲，房事如不忌，轻则体弱多病，重则可致损命。因此，要做到饮食后不可行房，醉酒后不可行房，疲劳后不可行房，悲怒后不可行房，疾病后不可行房，经期妊娠不可行房，大汗后不可行房，外伤后不可行房，强忍二便不可行房，风、雨、雪、闪电不可行房。

第7招　明亮动人防眼衰

要使眼睛明亮，平时应注意劳逸结合，不要长时间连续看书、看电视、定时做眼保健操，经常吃些有益于眼睛的富含维生素A、维生素B、维生素C的食物，对保护眼睛能起到较好的作用，能延缓眼睛老化，延长眼睛的青春活力。

食物防眼早衰法

1. 注重摄取护眼营养素

维生素A。维生素A具有补肝明目，缓解眼睛疲劳的作用，可以维持眼球角膜正常，防止干燥和退化、软化、夜盲，避免视力减退及失明。维生素A的最好来源是各种动物的肝脏、鱼肝油、奶类、蛋类、西红柿、胡萝卜、红薯、苋菜、菠菜、韭菜、青椒、玉米、橘子、杏子、枇杷、红果、樱桃、柿子等。

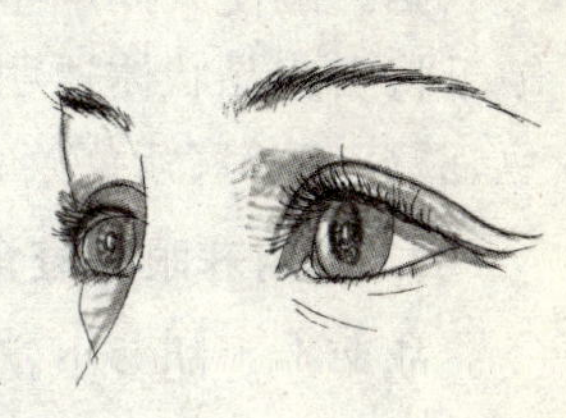

维生素C。维生素C在人眼中的含量比血液中要高出数倍。但随着年龄增长，维生素C含量明显下降，晶状体营养不良，久而久之会引起晶状体变性。维生素C不足，晶状体容易混浊，视力减退。保护眼睛，应该在每天的饮食中，注意摄取富含维生素C的各种新鲜蔬菜和水果，如青椒、黄瓜、菜花、小白菜，豆芽菜、豆类、花生、栗子、桂圆、西红柿、柿子、猕猴桃、刺梨、草莓、红枣、生梨、橘子等。

维生素B_2。维生素B_2是构成辅酶的重要原料，保证视网膜和角膜的正常代谢。人体缺少维生素B_2，容易怕光、流泪、眼发痒、易疲劳、视力减退，易引起角膜炎。食物来源主要有动物内脏、豆类、蔬菜、硬果类(花生、葵花子等)、蛋类、乳类等。

钙。钙具有消除眼睛紧张的作用。缺钙可使巩膜、角膜睫状肌等发生功能变化,使视力进一步减退。钙是人们较为熟悉也颇为重视的一种矿物元素,但大家对它的认识还是集中在增进骨骼发育、防止儿童佝偻病等方面,很少将它与眼睛的发育联系起来,然而医学专家们指出,钙的缺乏是造成视力发育不良乃至形成近视的重要原因之一。其科学依据是,眼球如同一个盛满清水的塑料小囊,如果钙元素缺乏,其"液压"就会忽高忽低,不能保持正常状态,这种状况就像一个正在亮着的灯,很容易被忽高忽低的电压烧坏一样。眼球如果缺少了钙,可使发育异常而形成近视。含钙多的食品有奶类、奶制品、豆类、豆制品、深绿色蔬菜、海带、紫菜、虾皮、瓜子、核桃、花生、芝麻酱等。平时可用敲开的骨头加醋煮汤喝,补钙效果较好。

锌。缺锌可导致目光呆滞、视力障碍。锌参与视网膜内维生素 A 还原酶的组成,该酶与视黄醛的合成有关,而视黄醛直接影响视力。含锌丰富的食物有牡蛎、蛤、蚌、鱿鱼干、蛏干、黄鱼、紫菜、海带、牛排、马肉、羊肚、羊肉、动物内脏(肝、胰)、火鸡腿、乳类、奶粉、可可粉、蝎子、核桃肉、芝麻、杏仁、黄豆、燕麦粉、小麦胚粉、糍粑、香菇干、口蘑、花生油、香醋、苹果、蕨菜等。

铬。铬元素是人体必需的一种矿物元素,在眼球发育中的作用是使其渗透压保持平衡,否则可导致晶状体鼓出变凸,致使眼的屈光度增大,而成为近视眼。对于有糖尿病眼病的老年人来说,补铬很重要。铬量不足,会使胰岛素调节血糖功能发生障碍,血浆渗透压增高,使眼球晶状体发生一系列病变,影响视力。含铬食物主要有糙米、粗面、麦麸、玉米、小米、坚果果仁、牛肉、动物肝脏、乳酪、蛋黄、葡萄汁、黑胡椒、红糖、蘑菇、酵母等。

硒。硒使人体产生大量的可溶性蛋白质谷胱甘肽,来滋养眼球晶状体。硒的缺乏将引起晶状体透明度下降、视物模糊,甚至导致白内障。含硒丰富的食物有大豆、蘑菇、芦笋、紫苋菜、荠菜、胡萝卜、动物肝肾、蛋类、鱼类、贝壳类等。

2. 选用养眼防衰食物

胡萝卜。胡萝卜富含蔗糖、葡萄糖、淀粉、维生素 A 等,常吃胡萝卜可维护眼睛和皮肤的健康。

菠菜。菠菜含有蛋白质、脂肪、碳水化合物、粗纤维、钙、磷、铁、胡萝卜素、核黄素等,不仅是营养价值极高的蔬菜,也是护眼佳品。多吃菠菜可保护视力。研究发现,每天吃较多菠菜的人,患视网膜黄斑变性的机会可减少到 43%。他们发现,吸收胡萝卜素越多,黄斑变性的风险越小。其中,效力最大的是蔬菜中的两种胡萝卜素，即黄体素和玉米黄素，菠菜中含这两种胡萝卜素较多。

西红柿。西红柿含有丰富的维生素、矿物质、碳水化合物、有机酸及少量的蛋白质。因带酸性，所以烹煮过程中维生素 C 不易被破坏。西红柿以煮熟后食用为好。

韭菜。韭菜富含维生素 A、维生素 C，还含有蛋白质、脂肪、钙、磷、铁、纤维素以及挥发油等。

枸杞子。枸杞子含有丰富的胡萝卜素，维生素 A、维生素 B_1、维生素 B_2、维生素 C、钙、铁等。常喝枸杞菊花茶能起到养肝明目的功效。

青椒。青椒含有丰富的维生素、糖类、纤维质、钙、磷、铁等营养素，在蔬菜中维生素 C 含量最高。

杏子。杏子含有适量的维生素 C 及丰富的维生素 A，还含糖、蛋白质、脂肪、无机盐、维生素 B_1、维生素 B_2 等，是一种营养价值较高的水果。

红枣。红枣营养十分丰富，含有对人体有益的 14 种氨基酸，维生素含量高出苹果、香蕉几十倍，有“活维生素丸”的美称。

硬质食物。经常吃些有一定硬度的食物，增加咀嚼的频率与力度，可促进视力的发育。日本调查资料显示，常吃细面条一类软食的孩子很少使用下巴部分的咬肌，这是造成视力异常的一个重要原因，常吃柔软食物的学生中，视力差的人特别多，而常吃硬食者，视力差的人很少。这是因为咀嚼可增强面部肌肉包括眼肌的力量，使之具有调节晶状体的强大能力，避免近视眼的发生。硬质食物主要有胡萝卜、水果、橄榄、动物的骨头、豆类等。这些食物既耐咀嚼又富含养分，特别值得推荐。

补益肝肾食物。中医认为发生近视的原因主要是由于肝肾不足，气血亏损，食疗可选用肉类、蛋类、肝、肾、鲫鱼、黄鱼、墨鱼、淡菜、海参、虾、甲鱼以及桂圆、荔枝、葡萄、核桃肉、桑葚和红枣等。

3. 防治眼疾的食疗

老花眼。老花眼与结晶体老化有关，从中医角度可选食健脾、养肝、补肾的食物，健脾食物有芹菜、芋艿、土豆、莲藕、笋、鳝鱼、桂圆、葡萄、山楂、山药、红薯、扁豆、豇豆等。养肝食物有羊肝、甲鱼、乌龟、桑葚、鸭子等。补肾食物有羊肉、黄鱼、海参、淡菜、虾、核桃、黑豆等。老花眼的人，应多喝水；要多吃绿色蔬菜（蔬菜能生吃的尽量生吃）和水果（特别要吃柑橘类水果、葡萄、柠檬、香蕉和杏子等以及定期吃些含钙食物）。不宜用辛辣、香燥、肥腻之品，不吸烟、不喝酒。

白内障。对白内障的食疗是多喝水；要多吃谷物、绿色蔬菜和生菜、胡萝卜、西红柿、鱼类;多吃柑橘、葡萄、柠檬、香蕉、杏子等水果;定期吃些含钙食物(牛奶、奶酪、酸奶等),避免喝酒吸烟,不吃动物脂肪和糖。

近视眼。要避免视力衰退,就得多吃鱼类、粮食、柑橘类水果(柑、橘、橙、柠檬等)和红色蔬果,但要注意少吃那些可能会加重近视的食物,特别是甜食、肉和全脂奶酪。

远视眼。远视患者应多吃大蒜、洋葱及乳制品(脱脂牛奶)、干果、动物肝脏和精米等食物,脂肪高的肉类和油脂食品应少吃。

眼睛干燥。一些人虽然眼睛不近视,但由于用眼较多,如长期伏案工作、长时间盯着电脑屏幕,会感到眼睛干燥。这些人应该多吃柑橘类水果、柠檬、葡萄、绿色蔬菜、粮食、鱼类和蛋类。要多喝水,每天不少于 1 500 毫升。从中医角度看,要多吃些养阴生津润燥的食物,如梨子、芦根、山楂、酸枣、梅子等。忌食大辛大热、香燥的食物。

青光眼。青光眼由眼压过高所致。一般 40 岁以上的人易患此病。为了减低眼压,应多吃利尿降压的食物,如蜂蜜、金针菜、大蒜、洋葱、绿豆、薏米、西瓜、冬瓜、丝瓜等。还宜选食有安神、安眠作用的食物,如莲子、核桃、小麦等。若伴大便秘结,可吃蜂蜜、新鲜蔬菜、芝麻,以及含淀粉、食物纤维多的食物。一次饮水量不宜多于 400 毫升;应少吃油腻的食物,不要饮浓茶、咖啡、可可,也不宜饮酒吸烟。

黄斑变性。重点补充 A、B 族维生素丰富的食物及蛋白质,如牛奶、豆浆、鸡蛋、家禽、鱼、虾、瘦猪肉、牛肉、枸杞子、枸杞叶、桑葚、海带、海藻等。海带含丰富的碘,碘质可以吸收黄斑部的变性物质,以防止病情发展,也有预防作用。

玻璃体混浊。防治玻璃体混浊的饮食原则是多吃含碘食物如海带、海蜇、紫菜等。也要多吃有活血化淤作用的食物,如山楂、红花、桃与桃仁等,若配合中药当归、丹参等制成药膳,效果更佳。

眼睛防衰老保健法

运目。两脚分开与肩同宽,挺胸站立,双手前交叉,头稍仰,瞪大双眼,尽量使眼球不停转动(头不动),先逆时针转 10 圈,再顺时针转 10 圈,然后慢慢放松,如此 3 遍。运目可使眼部气血调和,肌肉丰满,清心明目,消除视疲劳,增强视力,并能减轻眼睑下垂。每天至少坚持运目两次。取自然坐式或自然站式,先调节精神,调和呼吸,然后做眼球的轮回运动,即顺时针转 9 次,逆时针转 9 次:随即用力闭眼,猛然睁开。如此反复做若干次。注意眼球转动时,速度慢,用力要均匀,持续时间要长。此法可用于防治老年白内障。

摩目。闭目，以两食指指端分别按摩太阳穴（在眉梢与外眼角之间稍外部，手指可摸到一浅窝）、睛明穴（位于内眼角）、四白穴（直对瞳孔，下眶缘稍下浅窝处），摩至面部皮肤有微热感，每穴按摩 2～3 分钟，早晚各 1 次。摩目可使局部气血流通，减轻眼部疲劳，调节眼肌的紧张状态。用眼疲劳后，双目微闭，用搓热的双手盖往双眼，手指位于额头上，掌部放在颧骨区，每次 5 分钟左右，连续做两次。恰当地按摩眼睛和周围的穴位，可改善眼部的血液循环，预防视力下降，防止眼疾和消除眼肌疲劳。醒神明目按摩可清醒头脑，消除眼睛疲劳。适用于长时间看书、写字后，出现的头昏、眼胀、视物不清等，以及老年人的视物昏花。其方法是，用两拇指或中指分别同时按揉其两眼的攒竹、四白穴，有轻微的酸胀感即可，每穴按揉约半分钟。仰卧或正坐，用轻柔的动作在其两眼眶操作约 2 分钟。仰卧，术者坐其头顶上方，将两拇指并放在其前额正中，然后分别向两边推去，推至两太阳穴为止，如此反复 30 次。力量宜重滞但不影响拇指的推动。仰卧，术者坐其头顶上方，用两手的大鱼际分别贴在其两侧太阳穴，用五指抓拿在头顶操作 1 分钟，动作宜快而连续，抓拿时要有力。坐位，用拿风池颈项、拿肩颈法。各操作 1 分钟，力量适中，不宜太重。

熨目。每天早晨和睡前，将双手掌相互快速摩擦约半分钟感到发热时，迅速按抚于双眼上，双眼此时会感到一股暖流。稍冷再摩再熨，如此反复 3～5 遍。熨目有通经活络、明目提神、改善眼部血液循环的作用。

闭目。闭目可以使人心情保持平静，避开眼前的烦恼。先放松眼肌，再放松面部，这可使心胸得到放松，精力就会从面部肌肉喷涌而出，眼睛也会变得有神。闭目养神可以更好地调节精神。睡觉时，一时睡不着，也可借"闭目养神"以静心。闭目养神与睡觉是两回事，闭目养神重在调节精神，睡觉则重在休息。从暗处到阳光下要闭目，不要让太阳光直接照射到眼睛。看电视、电影的时间不宜过久，保持好视力。

擦目。轻闭两眼，拇指微曲，用两侧指关节处轻轻擦两眼皮各 18 次。再用两大拇指指背轻擦眼眉各 18 次。再轻闭两眼，眼珠左右旋转各 18 次，能促进眼球和眼肌的活动，加速血液循环，防治目疾，增进视力。

养目。常饮"决明子茶"。决明子用微火炒至嫩黄色，每日取 10～15 克，沸水冲泡代茶频饮，有清肝明目的作用。也可用草决明兔肝汤补，将兔肝 1～2 副、草决明 10～12 克加水煲汤，用盐调味，饮汤食肝。还可食菊花粥养肝明目，对高血压者更合适，将粳米 30～60 克加水煮至粥成，调入菊花末 10～15 克，再煮沸即可食用。

早晨洗脸时,用手掬热水浸眼,水温的冷暖如果适度,能除目疾。养目按摩是用手指指腹在面部皮肤表面的一定部位或穴位上,作环形而有节奏的抚摩,手法应轻柔缓和。摩法有温经通络,消积散淤的作用。它可以使局部皮肤表面细胞脱落,改善汗腺与皮脂腺的功能,提高局部皮肤温度,扩张毛细血管,加速淋巴和血液的流动,影响末梢神经,并对神经中枢发生一定作用。

浴目。用热水、热毛巾或蒸汽熏浴眼,每天1～2次,每次10分钟左右。浴目有促进局部血液循环的作用,可单独进行,也可在洗脸、喝水时进行,须持之以恒。

揉目。用手指指腹,部分着力置于局部的一定部位或穴位上,作轻柔缓和小幅度的旋转,并带动该处皮下组织。虽然揉法是由摩法变化而来,但揉法着力较重,并带动该处皮下组织。而摩法仅在体表环旋抚摩而不带动皮下组织。实际应用中两者可以结合应用。揉目可活气血、活经络、消肿胀,调节新陈代谢,增强面部肌肉弹性。

练目。在做视力集中的工作时,每隔半小时,远望窗外1分钟,再以紧眨双眼数次的方式休息片刻,也可作转眼珠运动。这样有利于放松眼部肌肉,促进眼部血液循环。站在高处或开阔处,向远处眺望,可使眼肌舒松,防治近视眼。随即转动眼球或用手轻揉眼眶,以活跃眼部血液,提高视力,推迟老花。

搓目。用单手或双手的手指指腹在局部皮肤做往复搓动,所用力量轻而柔和,搓动时有微热、轻松、舒适的感觉。搓目可活通气血、疏通经络、放松肌肉、加速血液循环,改善组织液供应,增强其营养,促进新陈代谢过程。头部有许多使眼睛明亮的穴位,双手抱头,揉搓头皮各处,能使头脑清醒,眼睛明亮。

远眺。每天清晨,利用晨练的间隙,时而平视前方远处行人和往来车辆,视线随其动而移之;时而仰望蓝天,目光在白云中搜索巡视;时而在绿叶丛中寻觅飞鸟虫蝶,双眸随其飞跃跳动而跟踪移动。每次10分钟左右。到了傍晚,利用散步的机会,再重复操练一次。通过远眺,可活动眼球,促进眼内血液循环。经常在室内活动,尤其进行脑力劳动的老年人,常常登高远眺,可调节眼肌和晶状体,减轻眼睛的疲劳,改善视力。住在高楼的老年人,每天早晨或读书写作疲劳时,可在自家的阳台或登上山峰,有规律地转眼球和平视远处的山峰、楼顶、塔尖等景物。坚持数年,必有好处。

抓目。将五指分开,满把抓拿眼周围部位。抓目可疏通经络,开窍提神,加速血液循环,促使静脉和淋巴回流。

转目。端坐或站立一处,双目正视前方,然后运动双目,由左向右顺时针转30圈,再逆时针转30圈。但必须注意,转目时应尽量将目光向远处看,并固定上下左右可视目标，这样练起来效果才好。经常转目能增强眼部肌肉活力，缓解视力疲劳防止近视及视力衰退。晨醒后，在床上闭目，先左右后上下转睛5次；晚上躺在床上后，先睁目后闭目各转眼珠5次。转睛时，要使眼珠在眼眶内先做上下移动，再做左右移动，然后再使其旋转，运动幅度尽量要大。转睛能使眼部毛细血管扩张，疏肝明目，舒筋活络，锻炼眼球，有增强视力和减少眼疾的作用。

推目。用手指着力于眼部的一定部位上，做单方向的直线或弧线移动。可用双手指指腹自眼部某一部位或穴位中分别向不同方向推开，两手用力均匀，动作柔和协调一致；也可用双手的手指指腹，自眼部某一部位或穴位两旁向穴中合拢。推目可以疏风活络，健脑宁神，并缓解组织肌肉痉挛，放松肌肉，并促使毛细血管扩张，血液循环加快，改善血液供应。

瞪目。目视室内或室外某一与眼平行的目标，然后闭目瞬间，暗想留在脑际的视觉形象，重复3次。将眼睛尽量睁大，然后再缩小，多次进行功能调节，可以结合交替进行，使眼周围的肌肉得到更多的血液和淋巴液的营养，保护眼睛，增强视力。先闭目养神1分钟，然后瞪目看远方某一物体，重复三四次，坚持数日，有明目、减轻视力疲劳和增强记忆力的功效。

按目。用手指着力于眼部某一部位或穴位上，逐渐用力下压。按压方向要垂直，力量由轻到重，稳而持续，使刺激充分达到眼部组织的深部。此法刺激较强，常与揉法合用。按目有明显的开通闭塞作用，可扩张血管，改善组织血液的供应，使机体内氧化作用增强，并能消除淋巴管内的淤滞状态，增强组织的营养而消除水肿。

刮目。两中指对搓，搓时闭目调息，搓热后用双中指肚从双侧内眼角沿上眼眶向外微用力捋，经外眼角捋至太阳穴为刮一次，连刮20次；刮完后再刮下眼眶，用双中指肚由双侧内眼角微用力沿下眼眶捋至太阳穴，连刮20次。

压目。用三个长指(双手)，按压眼眉下方3次，3～5分钟后可觉格外明亮。

叩目。用单手或双手的手指自然分开用其指腹上下交替，如击鼓状、点叩。点叩时要使腕部用劲，指端着力，动作要轻巧有力而有弹性，同时产生有节奏的鼓点声，频率由慢而快，或快慢结合。叩目有疏松筋脉，渲通气血，解除肌肉痉挛，消除肌肉疲劳，使萎缩的肌肉得以恢复的作用。

点目。用食指指肚或大拇指背第一关节的曲骨，点按丝竹空、鱼腰、攒竹、四白、太阳穴等。以酸胀为准，轻揉数次，有明目、健目、治目疾作用。也可用食指指背第一关节处，重按眉目及眼周各5次，以有酸胀感为度。

捏目。用拇指与食指和中指挤捏眼部肌肉等软组织。操作时，各指指腹捏住肌肉后，随着面容轮廓循其走向，各指辗转挤捏而运动。手法要求轻而灵活，力量适度。捏目可行气活血，疏通经络，使松弛的肌肉恢复正常，同时也可调节神经。闭气后用手捏按双眼的四角，直至微感闷气时即可换气结束。一回连续3～5遍，每日可做3～5次。

眨眼。平时一有空就进行"眨眼运动"，即稍加用力闭眼，持续10秒钟左右再睁开，反复进行，每次锻炼4～5分钟，每天至少3～4次。此法可通过眼睛一开一闭眨眼的锻炼来兴奋眼肌，增加眼球的弹性，促进局部血液和眼水的循环，增加眼球的滋润，消除和减轻眼睛疲劳，防止视力衰减，延缓衰老。

梳目。五指微曲，自然展开，以指腹接触皮肤，作轻轻的单方向滑动。梳目有活血散淤，疏通积滞和加强血液循环的作用。

惜目。目不久视，目不妄视。久视可引起眼睛及眼肌的疲劳，过度消耗营养物质；妄视则会扰乱心神，摧残心志。视物久后宜稍作休息，可闭目养神，可极目远眺，也可做眼保健操。不妄视，主要是不去看黄色、迷信的东西，保持思想纯正。注意光线，注意姿势。阅读时光线不宜太强或太弱，一般要求40～60瓦白炽光灯或9～12瓦三基色节能灯较合适。灯光最好从左上方照入。看书时坐姿要端正，书本的平面与视线最好呈直角，此时字在视网膜上所形成的影像最清晰。可以将书本上端抬高，使与桌面成45度角。强光对老年人来说，更容易形成白内障及黄斑退化，在光线特别强的情况下，应戴深色眼镜保护。不吸烟，少喝酒。吸烟喝酒可以引起和加重青光眼、视神经萎缩等常见的老年眼病。

击鼓。用双手十指的指肚敲打从额至后脑勺的头发根部，每天进行3次，每次100次左右，日久对恢复视力能起到良好的作用。

捻目。用拇指和食指指腹相对捏住一定部位，稍用力作对称的如捻线状的快速捻搓。捻目可使气血畅通，缓解痉挛。

顾盼。左右、上下、前后有意识地进行张望和活动。头部不动，眼珠向左右眼角移动几次。

虎视。专心一致、定神地注视前方，或注视某一物体。

摇身。无论坐着或站着都可以做这种运动。坐在椅子上的时候，以腰为中心，上半身左右摇动。站着做的时候，双脚分开约30厘米左右，身体还是保持直立，然后开始左右摇动，身体向左摇的时候，摇动的标准使右脚能够浮起为止。向右摇也是一样。不管坐着或站着，身体摇动的时候，视线不要固定在一处，应随着身体的摇动，自然地移动。这个运动可促进头部和颈部的血液循环，进而增强视力。

后视。转颈回头，左右交替各向后看5次。

治目。中药防治目疾有丰富经验，目前常用的中成药有六味地黄丸、杞菊地黄丸、明目地黄丸、石斛夜光丸等，可以内服。也可用甘菊9克、霜桑叶9克、薄荷3克、羚羊角4.5克、生地9克和夏枯草9克加水煎后，先熏后洗，有疏风清肝、养阴明目作用。还可用荞麦皮、绿豆皮、黑豆皮、决明子、菊花等作枕芯制成明目枕，具有疏风散热、明目退翳之功效。

防止眼皮衰老法

眼皮最容易暴露人的年龄，尤其是对女性而言。人到了一定年龄后，由于皮下脂肪减少，肌肉弹性衰退，外眼角便会产生"鱼尾纹"。用一只手指按住太阳穴，另一只手由外眼角向里轻轻做螺旋式按摩，边按摩边向内眼角移动。每日两次，每次重复5次为宜，力度要适当，不可过重。可增强血液循环、提高眼部皮肤的供血量，从而防止眼皮衰老。将眼珠连续作左右运动数次，以不觉疲劳为宜。用双手的3个长指轻轻挤压眼眉下方3次，3分钟后，便感觉眼睛格外明亮。每日可作数次。

预防和消除眼袋法

人过了30岁以后，由于皮下脂肪减少，水分降低，肌肉张力消退，皮肤会松弛而缺乏弹性，再若保养不好，则会过早出现前额横纹、外眼角鱼尾纹、眼睑眼袋和嘴角八字纹。

双手食、中指在两侧眼眶四周(包括太阳穴)按揉2分钟，再用拇指背横擦上眼皮36次。眼眶四周穴位很多，经常按摩可疏通眼部经络，缓解视力疲劳，防止眼袋出现，保护眼睛。

每天斜卧几分钟，以便逆转重力的牵拉，同时又可增加头、面部血液循环，改善皮肤的营养。

每天晚上临睡前，用维生素E胶囊内的黏稠液对眼睛下部的皮肤进行涂抹及按摩，这样可延缓皮肤的衰老，消除下眼袋。

将手涂上油脂，轻轻地击打面部，眼睛周围的皮肤应重点轻敲。避免对下眼睑的皮肤随意牵拉或将其向外拉伸，以防形成下眼袋。

先把牛奶放入冰箱冰镇，再用棉片浸冰镇后的脱脂牛奶，敷在眼皮上，每天早晚2次，每次10分钟，可消除眼袋。

把冷毛巾和热毛巾交替敷在双眼上10多分钟，再用冰毛巾敷一会儿，可除

眼袋。

将手搓热，用手指和掌心按摩前额和面部。

用弯曲的拇指背轻轻揉擦双眼皮，用中指由内向外按摩下眼皮至太阳穴。

用3指按压眉下和下眼眶；以弯曲的食指由内向外刮上下眼眶。

先慢慢闭上眼睛，再尽量睁大眼睛。

用拇指或中指按在太阳穴上，做顺时针、逆时针旋转柔和向后按压动作。

用手指压在八字纹上，做向外推压动作。

做吹气、漱口动作，鼓动两腮肌肉。

在睡觉前尽量不喝水，可预防出现眼袋。

眯眼运动能消除下眼睑下垂引起的眼袋。先将嘴张成O型，然后迅速眯起双眼，保持3秒钟，随即睁开，重复数次。开始时每天练10次，以后逐渐增至每天100次。一般经过2周的眯眼锻炼，即可见效。

切两片经过冷冻的黄瓜片或两块棉花蘸满冷水敷贴眼部，可加快眼袋消除的速度。

防止眼尾下垂法

年老时眼睛会变细小，并且还会出现眼尾下垂现象。眼睛睁开，将眼球向上下左右予以旋转即可以消除眼尾下垂现象。把牛乳倒满在酒杯，然后分别洗左、右眼。这时所使用的牛乳必须是新鲜牛乳。多摄取良质的红黄色素、维生素A。如西红柿、胡萝卜等红色蔬菜，都含有大量的红黄色素、维生素A。

防止眼部肌肉肿胀法

眼部肌肉容易肿胀或松弛，影响面部健美。可用浸透冰水的棉球或充有冰水的塑料眼罩放在眼部。或将2个金属汤匙放于冰箱，待冻冷后拿出，用汤匙背压在眼部肌肉松弛处。在每只眼上方放1片黄瓜或1片无花果或土豆片。或放上1个红茶袋，茶袋上放上1块毛巾，把茶挤压出让其浸入皮肤，持续15分钟，然后清洗面部。

避免双眼浮肿的最佳方法就是晚上有充足的睡眠，尽量避免在睡前喝大量的水，特别是酒精类饮品，或是一些含咖啡因的饮品，如咖啡、可乐。如果睡醒后双眼浮肿，可将一块冰用纱布包好，敷于眼上，几秒钟后，浮肿便会消失。

牛奶具有收紧肌肤功效，若早晨起床发现眼皮浮肿，可用适量牛奶和醋加开水调匀，然后在眼皮上反复轻按3～5分钟，再以热毛巾敷片刻，眼皮瞬即消肿。

防止视力衰减法

用眼疲劳后，双目微闭，用搓热的双手盖往双眼，手指位于额头上，掌部放在颧骨区，每次5分钟左右，连续做两次。

运动眼球（如看窗户四角），由左上角到左下角，一直到右上角，转动眼球，每看到窗角就眨几下眼，连续重复5次，然后闭眼休息几秒钟，再按反方向做。

每天早上洗脸时，将毛巾浸在热水里，拿出后拧得不要过干，立即折起趁热盖在额头和眼部，头稍仰望，眼睛暂时轻闭，约1分多钟，温度降低再将毛巾烫热，反复做3次。每天坚持，不要间断，可保护老年人的视力，延缓视力衰退。

打乒乓球对于增加睫状肌的收缩功能很有益、视力恢复更明显；微妙在于打乒乓球时眼睛以乒乓球为目标，不停地远、近、上、下调节和运动，不断使睫状肌放松和收缩，大大促进眼球组织的血液供应和代谢，因而能行之有效地改善睫状肌的功能。

德国保健协会建议，长时间面对电脑工作的人，想找机会让眼睛休息一下，打个大呵欠当是最为方便和有益的。最佳的打呵欠方法，是伸一伸懒腰，张开嘴巴，下巴左右移动，就像骆驼吃东西的样子。专家还告诉人们，另一个松弛眼部的有效方法，就是抬头看或向远处望，使眼睛有机会休息。

眼睛保健防衰法

现代人用眼的时间很多，特别是在办公室使用电脑的脑力劳动者，会经常感到眼睛的疲劳。这里介绍一套国外流行的眼睛保健操，简单易练，对消除眼睛疲劳与防治近视有一定的效果。在做操后不妨向远处眺望几分钟，或用水洗把脸，则效果更好。

站立或坐在椅子上，全身放松，排除杂念，双目平视，约30秒钟或1分钟。

双眼眼球顺时针与逆时针向上、向下、向左、向右、斜上、斜下各转动10次。

闭目养神，然后双眼猛然睁大，注视远方某个目标约5秒钟后，再闭目养神，共做10次。

双手掌心相对呈抱球状，放在胸前，然后向两边拉开、合拢，这称为“拉气”。开时双手相距 40 厘米处，合时双手相距 10 厘米，操作 32 次。

双手放在眼睛前 5 厘米处，掌心朝着眼睛，然后将手掌拉开至 30 厘米处，接着再靠近至 5 厘米处。反复操作 16 次。

双目微闭，双手掌心对着双眼顺时针与逆时针方向各旋转 16 次。

双目微闭，双手半握拳，拇指背分别轻轻压在双眼皮上。左右晃动揉按上眼皮 32 次。

防眼睛老花法

在眼睛尚未老花之前，要做锻炼眼球的运动。为了促进眼球部分的血液循环，所以应实行指压按摩。将指尖压入眼眶，轻轻的按摩数次，然后再在冷水中按摩几次，做完后眨眨眼睛。又为了锻炼支撑眼球的肌肉，可以做做“眼球体操”，效果很好。先看右远方，再看左远方；紧闭双眼两次；斜看右上方，接着看左下方；斜看左上方，然后看右下方；尽量张大眼睛，从逆时针方向转动，然后再做顺时针方向转动。每天持续的做，可以使双眼更加灵活。

用双手中指来回按摩眉毛 20 下；用双手四个手指向两侧按摩眼睛 20 下；用双手中指从下至上按摩鼻梁 20 下；用双手中指顺时针按摩太阳穴 20 下，再逆时针 20 下；用双手拇指按摩耳根 20 下；用双手拇指和食指捏住耳垂往下拉 20 下；将小指向掌心做屈曲运动，再放开，做 10 余下，小指外侧基部有一个对治疗眼睛老化及眼球结膜生翳很有效的经穴，叫做老眼点，用拇指及食指捏住小指基部进行刺激 10 余下，再将小指压在桌面上反复给予刺激 10 余下。长期坚持做这几个动作，不但可以防治老花眼，而且还能减少皱纹，保持头脑清醒。

两手食、中指弯曲，轻揉眼球，并轻轻按压，用力适中，做 5～10 分钟。再用食指尖按双侧太阳穴、攒竹穴（眉头）。每日晨、晚各做一遍，不仅可推迟眼老花，还可治白内障等慢性眼疾。

每天早晨起床后，坚持用冷水洗脸、洗眼。首先将双眼浸泡于冷水中 1～2 分钟，然后擦洗脸部及眼睛周围的眼肌，再用双手轻擦 20～50 下。

头不动，眼睛可先向左看，然后再向右看，循环做 30 下，每天坚持做。

每天临睡前，用 45℃左右的热水洗脸，先将面巾浸泡在热水中，取出时不要拧得太干，趁热敷在额头和双眼部位，待温度降低后再拿开洗脸。

将暖水瓶打开，用热水蒸气轮流熏蒸双眼，注意眼睛不可离暖水瓶口太近，以免蒸气烫伤，也可将热水倒入杯中，眼睛置于杯口上方，闭眼熏蒸。

老年人眼睛保健法

晨起喝一杯加了菊花的绿茶，可以提神醒脑，清肝明目。

如果眼睛经常有血丝或突然有小范围充血，可以用半张新鲜的荷叶煮水喝。荷叶能解暑清热、升发清阳、散淤止血。

若目赤肿痛或目赤障翳，可用50克新鲜的车前草煮水饮用。此草具有清热、利水、明目的功效。

经常按摩眼眶和面部，每次10分钟，每天数次，对眼睛有保健作用。

用艾条灸足三里、曲池和合谷这3个穴位，每星期两次，可起补益肾气、清热利湿、调和营卫、明目退翳的作用。

养护眼睛法

每天用冰水洗敷眼睛1～2次，可保持眼部清爽及四周组织富有光泽、弹性。

将纯牛奶倒入盘中，把眼睛浸在牛奶中眨动，牛奶里的酵素和脂肪会洗净眼睛。也可在冷茶中放少许盐，用其洗眼，眼睛会清澄明亮。

如果喝的是袋茶，那么在茶袋还温的时候将其轻盖在眼睑上2～3分钟。还可用热水、菊花茶、热毛巾或蒸汽熏浴双眼，可促进眼部血液循环。

平时注意饮食的选择和搭配，多食富含维生素及微量元素的食物。

按摩眼睛，可预防视力下降，特别适合于老年人。

身体直立，平视远处某一目标，树梢、塔尖、山峰均可，以达养目锻炼眼球之效。

用眼不可过度，熬夜工作、读书、看电视，会使眼睛感到疲劳。若因此出现眼睛发红或朦胧时，可用自来水或2%硼酸水洗一洗，即可恢复正常，但不可随意使用药水。

保护眼睛，预防近视。特殊职业需要应及时戴上保护眼睛的眼镜；屈光不正患者，要佩戴适合的眼镜。

使眼睛美丽有神法

用双手的3个长指先压眉框上方，再压眼眶下方，5次为一遍，每日数遍。

眼珠连续上下左右移动，每日数次。

用双手的食指、中指、无名指等 3 指先压眼角眉 3 次，再压眼眶下方 3 次，3～5 分钟后，眼睛会感到格外明亮有神，每日数次。

每天做眼保健操，眼睛睁大，眼珠上下转动，每日做 10～15 次。早晨醒来和晚上睡前做效果最佳。这样可消除眼角的松弛和下垂。

取平视或微仰之姿，望初升或将落的月亮，或取微俯之姿，俯看映在静水中的月影。先将眼睑抬起，眼睛瞪大，努力看，仿佛要在月亮上搜索一般。接着，眼睑逐渐放松收拢，虚视月亮片刻，最后闭目。

经常吃富含维生素 A 的食品，能使眼睛明亮有神，如动物肝、蛋、奶、鱼肝油、油炒胡萝卜、油菜、菠菜、芥菜、茴香、南瓜、橘、杏、柿等，可使眼睛更加晶莹明亮。

茶叶中含有对眼睛有益的维生素 A 和维生素 C 及一些微量元素，用茶叶水来洗眼，可起到明目美目作用，尤其对常用眼的学生及脑力工作者。洗眼方法是用纱布沾上温茶叶水，湿敷眼部，眨动眼皮，久之必有奇效。如配合饮用茶叶、金银花、菊花，美容效果更佳。

将甘菊茶包放在热水中浸 20 分钟，按于眼部以防止发炎及充血。

眼睛喜凉怕热，遇有心火、肝火就会长眼垢、发干、红肿以致充血。用流动的凉水洗脸，能使头清眼明，因为凉爽很适合眼睛的需要，常年坚持可以预防沙眼、红眼等疾病，也可以保护视力，增加眼睛对疾病的抵抗力。如果原来眼睛有些小病，用凉水洗脸，小的眼疾也可以慢慢消除。尤其对常患眼红、发干、视物不清、沙眼等眼疾的人，好处更加明显。

将茶汁拍到眼睛上，每天 2 次。

轻轻拍打眼皮四周，化妆效果可较持久。

防治黑眼圈法

睡眠严重不足或肾脏状况不佳者，通常会出现黑眼圈和眼皮浮肿。当然，随着年龄的增长，正常的皮肤组织松弛也会出现这种现象。据说，新鲜的苹果片、草莓汁也有消肿的效果。如果眼睛充血，不妨用新鲜的黄瓜汁或小黄瓜片盖在眼睛上 15 分钟。保持充足的睡眠和有规律的生活习惯，避免过度的劳累能有效地预防黑眼圈的产生。

晚上用极薄的猪肝敷于眼部 10～20 分钟，有消除眼部肿胀和黑眼圈的效果。然后隔晚用 1 个鸡蛋的鸡蛋清、纯正蜜糖 1 茶匙、牛奶 1 茶匙、菊花粉 100 克，混成糊状，敷于整个眼部，会起到消除皱纹、紧肤、润肤、洁肤之作用。

要想消除黑眼圈，可以用一块纱布蘸上茶叶水敷在眼上。也可用两个茶包（茶叶包在纱布中），在冷水中浸透。仰卧，闭上眼睛，两眼皮上各放置一个，15分钟后取下。

将一个新鲜的土豆去皮、洗净，用榨汁机绞碎成泥，敷在眼睛上，10分钟之后用清水洗净。这种方法对于淡化黑眼圈有明显的效果，还有助于使眼部周围的肌肤柔嫩而富有光泽。

按1∶1的比例将冰水和全脂牛奶混合，把棉花在混合液中浸湿，然后将浸湿的棉花敷在眼睛上，约15分钟后取下即可。

挖取西红柿肉，搅拌均匀后，敷在眼睛上。约10分钟后用湿毛巾擦掉。由于西红柿中含有丰富的维生素C，不仅可改善黑眼圈，同时还可以抗老化。但在挑选西红柿时，应以熟透的为佳。

用脱脂化妆棉蘸少许鲜牛奶，贴在闭合的眼睛上，化妆棉稍干，换另一块，经过3～4次，可除黑眼圈。

出现黑眼圈，是因为眼部血液循环不畅引起的，而洋芋中有活血成分，利于淤积物的吸收。所以不妨切一片洋芋敷在眼睛的周围，可除黑眼圈。

取新鲜苹果切片，身体躺平，闭上眼睛，在两眼上各放置1片苹果，然后放松一会儿，可消除黑眼圈。

眼圈发黑时，可用半个新鲜的柿子敷在眼部，可减轻、消除黑眼圈的症状。

年轻女孩下眼皮出现浮肿，那只是肌肉肥厚松弛造成的假眼袋。荷尔蒙分泌不足是原因之一，故平时要想办法使荷尔蒙分泌平衡。摄取维生素E是很有效的，不妨多吃一些香蕉、芝麻、豆芽等。

长期睡眠不足与过度疲劳都会产生黑眼圈，蛋白质缺乏、营养失调也可使眼圈发黑。因此，除避免过度疲劳以及须早起早睡外，还须多食用大豆、蛋、乳制品等食物。

按摩对去除假眼袋和黑眼圈也很有效。其做法是闭上双眼，用湿热毛巾敷双眼5～10分钟，再用指头轻按眼角、眼睑中央及眼下3秒钟左右，如此重复6次。

如果眼睛下方出现了凹陷，总觉得不舒服，还显得不健康，其原因是精神不安、睡眠不足或小肠、肝脏等的功能减弱。最重要的是，有足够的睡眠时间，而不使眼睛疲劳，并且还要多生吃绿色蔬菜。此外，入浴后，用按摩乳液涂在眼周，并轻拍眼周做按摩也有效果。

第8招 保护听力防耳衰

老年性听力下降开始的年龄因人而异，下降的速度以及下降的程度也各有不同。有的人正值壮年，听力即开始下降；但也有不少人，虽然年近古稀，两鬓斑白，听力却基本正常。这告诉我们：人老了不一定耳聋。只要我们掌握了老年性耳聋的发生、发展规律，以及影响它的因素，注意加以预防，就可以推迟老年性耳聋的发生或延缓其发展。

预防老年性耳聋的饮食调节法

多吃含铁类食物。人进入老年之后，内耳的血管容易出现硬化，导致血管腔变窄，血流量减少，因此出现老年性听力减退。如及时补充铁质，可以有效地防止听力减退。含铁丰富的食物有黑木耳、紫萝卜、菠菜、猪血、芥菜、海带、芝麻、动物肝肾、豆类及其制品等，中老年人应适当多吃一点，以预防老年性耳聋。

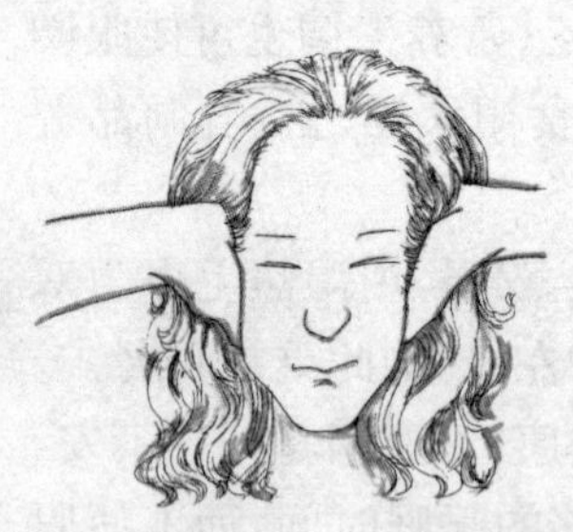

适量补充维生素D。专家认为，老年性耳聋与体内维生素D的代谢异常有关。维生素D属脂溶性维生素，可从食用菌类如蘑菇、香菇、平菇、草菇、银耳、猴头菇等食物中摄取。另外，还应到户外多晒晒太阳。

适量补锌。导致老年性耳聋的因素很多，缺锌是一个重要原因。锌是人体必需的14种微量元素中极为重要的一种，故称“生命元素”。耳蜗内锌的含量大大高于其他器官。而60岁以上的老年人耳蜗内锌的含量明显降低，影响耳蜗的功能而导致听力减退。应多吃些鱼类、牛肉、猪肝、鸡、鸡蛋、鸡肝、苹果、橘子、核桃、黄瓜、西红柿、大豆、萝卜、白菜以及各种海产品等含锌丰富的食物。

常吃坚果。常吃生葵花籽非但不会影响听力，而且对听力有益。科学研究表明，坚果中含不饱和脂肪酸较多，因此老年人为保持听力可多吃些花生、芝麻、核桃等食品。

控制血脂。患高脂血症的老年人，老年性耳聋的发病率明显高于血脂正常的人。专家认为，这是由于高血脂影响了内耳的血液循环，致使内耳过氧化物增多。因此，努力保持低脂饮食，防止高脂血症发生，有助于防止老年性耳聋的发生。

控制饮食。研究表明，合理控制进食不仅可以延长寿命，而且可以推迟老年性耳聋的发生。因此，进餐时应控制在七八分饱，对维持老年人的听力很有好处，切不可随心所欲，麻痹大意。

老年人防止听力衰退法

随着年龄的不断增长，老年人的听力会逐渐下降，这是人体正常的生理现象，是听觉器官退化衰老所造成的。为了延缓或减轻老年性耳聋的发生，保护好自己的听力，必须学会自我保健。

经常按摩。经常按摩耳朵可促进内耳血液循环。如按摩耳廓、捏耳垂，按摩颈后发际两侧凹陷处的风池穴。也可闭目静坐，将两手食指分别插入两耳孔中，然后迅速抽出，如此连续做10次。祖国传统医学认为，此法有醒脑健智、聪耳明目的作用。按摩耳垂前后的翳风穴（在耳垂与耳后高骨之间的凹陷中）和听会穴（在耳屏前下方，下颌关节突后缘之凹陷处），可以增加内耳的血液循环，有保护听力的作用。宜每日早晚各按摩一次，每次5～10分钟，长期坚持下去即可见效。

远离噪声。尽量避免或减少噪声的干扰。老年人倘若长时间接触机器轰鸣、车辆喧闹、人声喧哗等各种噪音，会使原本开始衰退的听觉更容易疲劳，导致内耳的微细血管常处于痉挛状态，内耳供血减少，听力急剧减退，甚至引发噪音性耳聋。老年人不宜常在噪声超过70分贝的公路边下棋、闲坐、观景，否则既接受了路边严重空气污染的毒害，又遭受噪声污染的侵袭，听力就在这不知不觉过程中被损害。平时收听收音机或看电视的时间不宜过长，音量不宜过大，听久了应休息片刻，也尽量不要去卡拉OK厅，避免听觉疲劳。坐飞机在升降时要咀嚼口香糖以避免耳气压损伤。

忌常掏耳。俗话说，“耳不掏不聋”。外耳道皮肤比较娇嫩，与软骨膜连接比较紧密，皮下组织少，血液循环差，经常用耳勺、火柴棒、发卡掏挖耳朵，容易碰伤耳道，引起感染、发炎，还可能弄坏耳膜，伤及鼓膜或听小骨，造成鼓膜穿孔，影响听力。耳道奇痒难受时，可以用棉签沾少许酒精或甘油轻擦耳道，也可内服维生素

B、维生素C和鱼肝油。洗头、洗澡后，要擦干耳内积水。

慎用药物。慎用或禁用对听神经有损害的药物。为防止药物性耳聋的发生，用药之前应仔细阅读药品说明书或向医生询问是否有耳毒性，要严格掌握药物使用的适应证。应尽量避免使用耳毒性药物，如庆大霉素、链霉素、卡那霉素、新霉素等，因为老年人解毒排泄功能低，应用这些药物容易引起耳中毒而损害听力。

心态良好。积极参加社会活动，保持乐观向上、不急不躁、轻松愉快的良好心境。当人情绪激动或着急之后，人的肾上腺素分泌增加，可使内耳小动脉血管发生痉挛，小血管内血流缓慢，造成内耳供氧不足，导致突发性耳聋。老年人如经常处于急躁、恼怒的状态中，会导致体内植物神经失去正常的调节功能，使内耳器官发生缺血、水肿和听觉神经营养障碍，极不利于保持良好的听力。

补肾防衰。中医认为，肾开窍于耳，听力的衰退与肾虚有着密切的关系。故老年人要多服用一些补肾的药物，如六味地黄丸、金匮肾气丸、龟龄丸，以及核桃粥、芝麻粥、花生粥、猪肾粥等，对保护听力颇有裨益。

饮食科学。调整饮食结构，多食含锌、铁、钙丰富的食物，可减少微量元素的缺乏，从而有助于扩张微血管，改善内耳的血液供应，防止听力减退。切忌长期高盐、高脂肪、低纤维素类饮食，不要暴饮暴食，应戒烟酒。

每天清早起来后叩齿，并漱口，鼓漱满口唾液并咽下。收缩鼻孔，闭合气息，举起右手从头上经过揪引左耳14次，再举起左手经头顶揪引右耳14次，能够增强耳朵听力，延年益寿。

注重保健养生防耳衰法

全身健康良好，可以推迟局部老化的速度。以耳的许多病来说，如硬化病、突聋，就明显地与动脉硬化和血液循环病变有关；高血压、动脉硬化的病人最常发生耳鸣、耳聋。积极治疗这些疾病，对改善微循环障碍、延缓老年人听力减退非常重要。因此，老年人要学会调节生活，调适情绪，改善营养，避免肥胖，拒绝烟酒，以减缓全身的衰老速度。

渗出性中耳炎所致的听力障碍，或严重耵聍栓所致的听力障碍，对老年人来说是比较多见的。清除耵聍可改善听力，但方法一定要正确，避免损伤鼓膜或引发外耳道感染；防治感冒，避免咽鼓管阻塞可防止渗出性中耳炎；对以往患有中耳炎鼓膜穿孔者，应注意复查，避免复发；要及时治疗外耳道疖肿、湿疹及带状疱疹等。

突发性耳聋一般认为与内耳、耳蜗的微循环障碍或病毒感染有关，耳蜗内的血管可能有痉挛或血栓阻塞。突聋一定要早治，抢在神经变性之前。一般发病后2天内就诊者，有50%恢复听力，3周后就诊者约5%可恢复；2个月后才就诊者，多不能治愈。

据调查，60岁以上的老年人有近60%患有不同程度的老年性耳鸣症。轻者耳畔仿佛有远处的蝉鸣声，重者有如汽笛声甚至擂鼓声。夜以继日嗡嗡作响，弄得老年人心神不安，影响睡眠与生活，也势必影响身体健康，实是令人苦恼的病症。如果是因紧张、疲劳、神经衰弱引起的耳鸣，多是脑力劳动者由于连续用脑过度而造成的，经过适当的休息，耳鸣可以好转、消失。血压过高或过低、贫血、脑动脉硬化或供血不足等，造成听中枢神经以及听觉器官末梢缺血缺氧而发生的耳鸣，要着重治疗主要疾病，耳鸣是可以好转的。自我按摩对耳鸣较轻的老年人有较好的疗效。安定静坐，紧紧闭嘴，以两指捏紧鼻孔，怒睁双目，呼气冲击耳窍，至感觉到轰轰有声为止，每日做数次，连做2天即能见效。屏息坐定，搓掌心50次，趁掌心热时紧按双侧耳门，如此做6次，连做1～3个月，要保持心情清静，方可收效。先用大拇指顺时针方向按摩耳门12下，再逆时针方向按摩耳门12下，然后用食指和中指并拢扣耳门两下，大拇指按一下，两处一按为一次，连续12下，每天早晚各做1次。

保持听力按摩法

听力的好坏与肾气的强弱有着密切的关系。耳朵的变化反映了机体的健康状况，用各种方式如按摩、耳压、耳针刺激耳朵，可以治疗疾病，补养肾气等。经常在耳部按摩，可以提高或保持听力，调整机体脏腑器官的功能和抗病能力。按摩时手法要轻柔缓和。

按捏耳廓。用左右两手的拇指与食指，或拇指与食指中指的指腹，分别按捏左右两耳耳廓，至耳廓发热。

隔头挽耳。用左手臂弯，从头顶上绕过拉右耳向上10次，再以右手臂弯曲从头顶上绕过拉左耳向上10次。

夹耳推擦。将两手的食指与中指分开，夹住左右两耳，食指与耳后的降压沟相附，上下推擦，至耳后出现热感为止。

掩耳弹脑(鸣天鼓)。用两手紧压两耳，手指放在枕后，两手食指的指面架在中指背上，然后，轻轻弹击头枕部15～20下，再将按住两耳的掌心突然放开，耳内即出现“咚咚”的响声。如此掩耳弹脑，闭放 3～4 次，可震动鼓膜，使听觉加强。

推擦两耳。两手的五指并拢，用两手的掌面横着放在两耳处。然后，均匀用力向后推擦，当推到掌缘处时，再回来带倒耳背向前推擦，一前一后共推擦 10～15 次（来回为一次），直到两耳有温热为止。推擦两耳，可调节经脉，使耳通窍。

推擦耳后。用两手食指中节分别按在同侧耳前，大拇指贴在耳根后部上下摩动，推擦，直至发热。

摩耳保健养生法

点穴助听。取坐位，用两手食指重按双耳边的听宫、听会和翳风穴 1～3 分钟，使之有酸胀感。此三穴均为防治耳聋耳鸣的特殊穴位，经常按摩可保持听觉灵敏，也有助于听力的恢复。听觉不太灵敏者以及常常使用药物（如链霉素等）来改变听觉的人不妨多做一些。

捏摩耳廓。用食指紧贴于廓正面耳孔处，拇指则贴于耳背相应处，不分凹凸高低，由里向外，再从外向里，相对捏揉 5 遍。如某处有痛感或结节，则表示相对应的器官或肢体有病变，不妨多加捏揉。结节和痛点消除后，说明病变已解除。

推摩耳廓。将两手掌横放在耳廓上，均匀地用力向后推摩，回手时将耳背带倒，再向后推摩，直至耳廓充血发热。提摩耳尖。以拇指和食指紧捏耳廓顶部尖端，边捏摩边向上提，手法由轻到重，共进行 36 次。

捏揉耳屏。揉搓全部耳廓 30～50 次左右，再捏揉耳屏、耳垂、对耳屏 10～20 次。用拇指和食指捻搓，速度由慢到快，待全身发热为度。运用以上手法可使耳部的各个脏腑刺激点得到相应的刺激，从而产生一定的正确信息向相应的器官传递，达到治疗疾病的目的。

揉搓耳朵。平时经常揉搓耳朵，有反馈性的激发人体的功能作用，可促使气血运行，调动人体的正气和抗病能力、免疫力、代谢力，从而维持人体的生理平衡。如经常揉搓耳朵，能缓解疲劳，增进食欲，改善睡眠，对眩晕、头疼、失眠、神经衰弱等引起的疾病均有较好的治疗作用，并能调整人体的阴阳使之平衡，促进肾功能的恢复，强健身体，延缓衰老，有利于健康长寿。常搓耳还能促进胆汁分泌，有利于胆囊收缩，防治胆结石、胆囊炎的发生和发展，又有促进血液循环，防治动脉硬化、冠心病、调整血压等作用。

养耳功法。用两手分别按摩耳轮 18 次，然后以两手鱼际处掩住耳道，手指放在后脑部，用指压中指并滑下轻弹后脑部 24 次，可听到咚咚响声。按摩耳轮可以刺激耳神经，使其兴奋性增高，听力增强，防治耳鸣耳聋。鸣天鼓可给大脑温柔的刺激，有调整中枢神经的作用，而且还能使循环中枢和呼吸中枢得到刺激，使心肺功能得到改善，同时对解除头痛头昏也有帮助。

拽摩耳垂。以双手拇指和食指拽住耳垂，拉摩36次，手法由轻到重。

旋转耳孔。两手食指同时插入外耳道，顺、逆时针各旋转2圈后拔出，共36次，可防耳鸣性耳聋。

掩耳击脑。用两手掌掩盖耳孔，手指放在颈后，两手食指腹面架在中指的指背上，然后滑动食指，有节奏地弹击脑部。同时伴以叩齿，一弹一叩，使两耳发出咯咯响声，共36次。用双手按、揉、摩两耳廓，然后又分别牵拉引动两耳廓直至耳廓微红发热为度，其作用可流通气血，增强听力。用指击其脑户，常欲其声壮盛，使耳道鼓气，以使耳膜运动震动。

第9招　注意防止口齿衰

口腔是脏腑的门户，是人类摄取食物的通道，也是一些致病因子入侵机体的途径。口腔卫生的好坏，直接影响着全身的健康状况，同时也影响社会活动和社交活动的效果。要长寿，先要保护好牙齿。凡是长寿的老年人，大都有较好的自然牙齿。老年人的牙齿好，不但能保证食物的咀嚼和吸收，同时能减轻心绞痛和减少心肌梗塞的发作。口腔卫生不良者，容易发生心肌梗塞。

选用保健口腔食物法

食物营养与口腔保健的关系十分密切。食物中的营养物质通过吸收可以增强口腔防病能力。但食物又可通过菌斑细菌代谢产物的作用引起牙病。因此对食物的选用要有一个比较全面的考虑。蛋、水果、蔬菜、排骨汤等，含有丰富的蛋白质、矿物质、维生素等。经常食用有益坚齿。人体摄取蛋白质不足，易患龋齿病。此外，饮食时要注意保护牙齿，忌过食酸辣食物，以防牙釉受侵蚀而破坏。

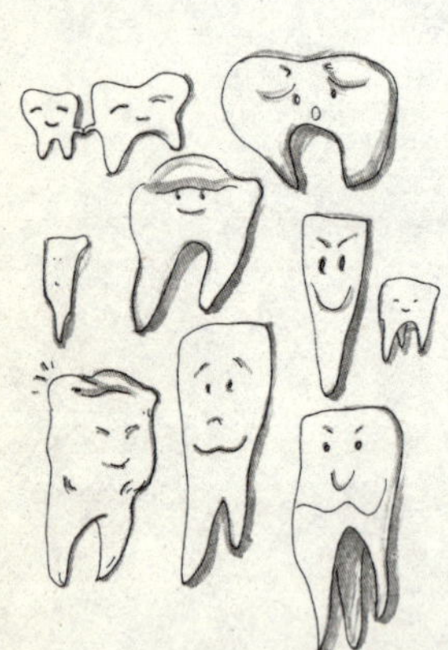

蛋白质。严重的蛋白质营养缺乏可影响牙齿的生长发育和唾液分泌，而增加龋齿的易感性。

脂肪。牙齿萌出后增加食物中脂肪的含量可降低患龋率。这可能是由于在牙釉质表面形成了一层脂肪膜防止牙釉质脱落或隔绝了碳水化合物与细菌的接触。

维生素。维生素A严重缺乏时，可引起釉质发育不全、釉质器萎缩、造釉细胞变形，并对造牙本质细胞和牙本质都有一定影响；维生素B族是口腔细菌的营养物质，特别是对那些产酸的致龋细菌更为重要，食物中维生素B族缺乏可能会减少龋病发生；维生素D与钙磷代谢有关，可促进牙齿中钙、磷的沉积，对预防龋病可能有一定作用。

碳水化合物。在口腔内停留时间越长，有适当细菌参与发酵过程，牙齿龋坏可能性就越大。用碳水化合物次数频率多少也与龋病发生有关。建议必须改变餐间吃甜食的习惯，尤其是睡前吃糖的习惯对牙齿危害最大。

矿物质。牙齿不坚、脱落，与体内钙质不足有关。尤其是中老年人，要在医生指导下及时补钙。日常饮食中要注意多吃一些含钙高的食物，如虾皮、鱼类、牛奶、骨头汤等，对坚固牙齿很有帮助。必要时，还应服用一些钙片，以防止因体内钙质不足而引发各种疾患。钙与磷是牙齿的主要组成部分。牙齿的生长发育受钙与磷代谢的影响。食谱中若钙含量高、磷含量低，对龋病易感性增加，可造成龋损；若食谱中增加适量的磷可降低患龋率。如食谱中缺乏铁，不仅造成贫血还会容易产生牙病。

口部按摩抗衰法

现代研究表明，常叩牙齿，按摩牙龈，可以增加牙龈的血流供应，有助于防治牙齿松动、脱落、牙龈过敏、萎缩等。唾液里含有多种酶，不仅有保护胃壁、修补胃黏膜、助消化、抗衰老的作用，而且具有防癌的作用。唾液中还含有激素、维生素、无机盐、蛋白质等，有防治牙病、强身、美容、益寿的作用。口部的按摩保健对人体的生命活动以及抗御衰老都是很重要的。按摩时手法轻重要掌握好，不是越重越好。

叩啄牙齿。闭嘴，思想集中，上下牙齿轻叩36次（不要用力相碰），叩齿可以刺激牙齿，改善牙齿和牙周围的血液循环，保持牙齿坚固，预防牙病的发生。

搅海咽津。以舌在牙齿内外、上下搅转数次，产生津液后再缓缓咽下。

按揉齿龈。左手张开虎口，以拇指和食指紧贴并按压在下唇下部和上唇的上部。相应于上下齿龈处，作左右移动。对上下齿龈进行按揉，再以右手如同左手一样，对齿龈进行按摩，每次10分钟左右，可促进牙龈、牙槽和牙髓的血液循环，防止牙床过早萎缩，以确保牙齿坚固。也可将牙刷的毛以45度角压于牙龈上，牙龈受压暂时缺血，当刷毛放松时局部血管扩张充血，反复数次，使血液循环改善，增强抵抗力，减少牙周疾病的发生。

刺激人中。按人中穴（人中沟上1/3与2/3交界处）以一手的食指指端置于人中穴，按下时吸气，呼气时还原。重复5～7次；以两手中指指端有节奏地轻敲人中穴，各16次；以两手食指的桡侧面平行地横擦人中穴，各16次。

刺激承浆。按承浆穴(颏唇沟之中央凹陷处),以一手的食指指端置于承浆,按下时吸气,呼气时还原,重复5~7次;以两中指指端有节奏地轻敲承浆穴,各16次;以两食指的桡侧面平行地横擦承浆穴,各16次。

刺激地仓。按地仓穴(口角外侧旁开四分),两食指指端螺纹面分别置于双地仓处,按下时吸气,呼气时还原,重复5~7次;两食指指端有节奏地敲双地仓穴,各16次;两食指桡侧面平行竖擦双地仓穴,各16次。

刺激下关。按下关穴(下颌小头前方,颧弓后下缘凹陷处,闭口取之),两拇指指端螺纹面分别置于双下关穴,按下时吸气,呼气时还原,重复5~7次;以两中指指端有节奏地敲双下关穴各16次;两手掌互擦至热,随之上下来回竖擦双下关穴,操作32次。

运舌搅津。用舌头在口腔里、牙齿外、左右、上下来回转动进行按摩,等到津液增多时鼓漱十余下,分一口或几口咽下。

护牙固齿防衰法

科学研究发现,老年人牙齿长期缺损与记忆力减退密切相关,牙齿数量与老年痴呆症的发生发展也存在一定关系。咀嚼可以给大脑以刺激,没有了牙齿,牙齿周围的神经就会丧失功能,对大脑的刺激也随之消失,进而影响大脑功能,加速了人的衰老。由此可见,护牙健齿保健对于预防衰老的发生有着重要的作用。

保持口腔清洁。老年人要坚持每天早晚用温水刷牙,临睡前刷牙比早晨刷牙更重要。此外,一日三餐或吃过水果、零食后,要及时用清水或茶水漱口,漱口时要借用水的冲力尽量将牙缝中夹带的食物残渣清除掉。如嵌得很紧,也可用牙线或牙签剔除。口腔洁净可减少和防止牙周炎、龋齿的发生。

叩齿咽津。每天临睡前或早晨醒来坚持做上下牙之间的叩击运动,对坚固牙齿很有好处。先静心聚神,轻微闭口,然后上下牙齿轻轻叩击数十次,所有的牙齿都要接触,用力不可过大,防止咬舌。经常叩击可增强牙周组织纤维结构的坚韧性,使牙齿坚固而不易松动和脱落,咀嚼力加强,促进消化功能及颜面血液循环,使牙齿保持坚固。叩齿中产生的唾液要及时咽下,其养生效果颇佳。

鼓腮漱口。咬牙,口内如物,用两颊和舌做动作,反复数十次。这样能使唾液分泌增多,使牙面、牙缝和口腔黏膜受到一定的冲洗和刺激,起到清洁口腔,保护牙齿,锻炼口腔四周肌肉,两腮饱满的作用。漱过口的唾液可以咽下,可帮助消化。

用力咬合。每次排尿时,将嘴闭住,憋足一口气,要做到牙关紧咬,每次排尿必做从不间断。这样可锻炼面部咀嚼肌,促进口腔黏膜的新陈代谢及牙龈的血液循环,增强牙齿的坚固性。

拍唇保健。拍唇即用手指连续轻轻拍击嘴唇周围50次,能刺激和加固牙龈,防止蛀牙、龋齿,加快牙周的血液循环,防止牙周炎,达到固齿强身的作用。拍唇能促进唾液分泌,增进胃、肠消化功能及食欲,促进嘴唇周围肌肉的血液循环及新陈代谢,增强肌肉的弹性,减少嘴角皱纹,延缓容颜的衰老。

正确咀嚼。咀嚼的正确方法是交替使用两侧牙齿。如经常使用单侧牙齿咀嚼,不用的一侧就易发生面部肌肉和牙龈组织的废用性萎缩,而经常使用的一侧又负荷过重,面肌过于发达,并极易造成牙齿受损或牙髓炎。既不利于牙齿健康,又影响面部美观。

刷牙得法。刷牙是口腔保健的重要措施,其目的是清除口腔细菌、食物残渣、牙垢、牙石、牙面色素斑。刷牙习惯应为早晚各一次,饭后漱口。一些人往往早上刷牙,而忽略了晚上刷牙,事实上晚上刷牙更重要,刷完后睡觉香甜,次日起床没有口腔发黏带臭的感觉。最佳刷牙时间应在每餐后3分钟内进行,因为口腔内的细菌,分解食物残渣中的蔗糖和淀粉产生的酸性物质,会腐蚀和溶解人的牙釉,这个过程通常是在进餐3分钟后开始的。刷牙时,保持刷毛与牙齿表面呈45度角斜放,并轻压在牙齿和牙龈的交界处,顺着牙缝竖刷,旋转刷头,用力不要过大。用正确的刷牙角度和动作清洁上下颌牙齿的外侧以及刷后牙的内侧。刷前牙的内侧时,要把牙刷竖起来,利用前端刷毛清洁牙齿。用适当的力量,前后方向刷上下颌牙齿的咬合面。利用前端刷毛,深入后牙末端部分,清洁难刷部位。刷牙时最好手不动,让头摆动,并以脚尖支撑身体。用温水刷牙,可以保护牙齿,减少牙病的发生,特别是患有牙齿过敏、龋齿、牙周炎、口腔溃疡、舌炎、咽炎的患者,冷和热的刺激,都可诱发或加重病情,而温水是一种良性保护剂,有助于固牙,对口腔、牙齿、咽喉,不论有病无病都很适用。吃完酸性食物不要马上刷牙。

补氟元素。氟是人体进行正常代谢和促进健康所必需的一种元素,它对牙齿的坚固起着主要作用,还可以抑制细菌的生长。给牙齿补充氟的方式很多,其中使用氟化物牙膏是一种简便而有效的途径。

茶水漱口。食后漱漱口,可保持口腔湿润度和清洁固齿,可刺激舌上味蕾增强味觉功能,还可有效地防治口腔及牙齿的疾病,保护好口腔和牙齿,有益于增进食欲和帮助消化吸收。每次饭后或喝过饮料、吃过零食之后用茶水漱口,让茶水在口腔内冲刷牙齿及舌两侧。这样既可清除牙垢,保持口腔清洁,而且茶水中的茶碱能增强牙齿的抗酸防腐能力,提高口腔黏膜的生理功能,并可预防龋齿。

清除牙垢。人的牙齿上普遍存在牙垢、牙石，中老年人格外明显。牙垢是由食物碎屑、微生物等经过矿化后形成牙石附着在牙齿上的。它们刺激并压迫牙龈，使牙龈组织受到损伤。另外，大量的牙垢为细菌滋长繁殖创造了条件，并引发牙周炎和牙病。因此，及时清除牙垢、牙石，对维护牙齿健康十分有利。

增强体质。进行力所能及的体育锻炼，提高身体素质，尽量减少各种疾病，不但有益于全身健康，也有益于口腔健康。

定期检查。平时如发现口腔或牙齿不适，不要随意用药，应及时去看医生。有条件的应每年去医院做一次口腔检查，发现牙病及溃疡等要及时治疗。对于中老年人来说，做到防患于未然，尤为重要。

使黄牙变白法

牙黄主要由几种原因造成：喜饮浓茶、浓咖啡、过量吸烟及部分食品中的有色物质形成色素沉淀；牙齿发育期间饮用含氟量高的水；常服四环素等。避免以上几点即可防牙黄。

用碱 50 克掺入 250 克盐水里，储在瓶中，每日早、晚用牙刷蘸此水刷牙 1～2 分钟，刷完后再用清水漱口。坚持半月之久，牙齿就会洁白明亮。

用等份的食盐和苏打，加水少许混合成牙膏状，用来刷牙，每周 1～2 次，长期使用可使黄牙变白。

牙齿不洁白，可以找一块干净的纱布蘸上小苏打粉反复擦牙齿，可使其洁白。

用乌贼骨研细末拌牙膏，刷几次牙，则可使黄牙或黑牙洁白如玉。

如果把干橘皮磨成粉末，掺在牙膏中，用来刷牙，过一段时间牙齿就会光亮洁白。

每天早晨刷牙时，在牙缸的水中稍加点醋，会使牙齿格外洁白。

每晚在刷牙后，用纱布蘸些柠檬汁摩擦牙齿，会使牙齿变得洁白光亮。柠檬的洗净力强，又有漂白作用，且含有维生素 C，能强固齿根。

口唇保健防衰法

保护嘴唇，首先要注意清洁。饭后要漱口、净嘴；平时要多饮水，保持嘴唇湿润。有的人嘴唇易干裂，特别是在多风的干燥的季节，要擦润唇膏保持滋润，切不可用舌舔嘴唇。有人习惯舔嘴唇，这是一种坏习惯。舔嘴唇不仅不卫生，而且容易引发剥脱性唇炎，使嘴唇特别是下唇出现红肿、糜烂和结痂。痂皮像鱼鳞一样，一片一片地翘起剥落，露出鲜红嫩肉，然后又长出新的皮痂。如此反复，结果炎症加重，以至数月、数年不愈。所以，一定要克服舔嘴唇的坏习惯。嘴唇发干时，只能用清水洗浸一下，再涂一层护唇膏或香油来滋润。

冬季常在室外工作的人，口周围及嘴唇会出现干裂，或者少量出血，称之为口角炎。其原因是，嘴唇小半部是皮肤，大半部是黏膜组织，而黏膜的柔韧性不如皮肤，加上又很薄，所以很容易裂开。此外，由于缺乏维生素，冬季新鲜蔬菜少，很容易造成维生素缺乏，而嘴唇黏膜细胞的健康与维生素关系密切。要多吃油菜、小白菜、黄豆芽、白萝卜等新鲜蔬菜。有嘴唇干裂病史的人，应尽可能戴上口罩，以保持嘴唇的温度和湿度，局部可涂少许花生油或菜油。

嘴唇粗糙时，无法把口红搽得好，遇到这种情况，最好把蜂蜜擦上嘴唇后，再搽唇油睡觉。经过几天以后，粗糙的嘴唇会自愈。防止嘴唇粗糙的方法是平时多喝凉开水，多吃富有淀粉的食物。

气候干燥时，可在唇的表面涂一层润口红或甘油，起到润唇防干裂的作用。用甘油时需加50%的蒸馏水。若嘴唇已经干裂，应先用温水湿敷，使唇部保持柔软，然后再涂一层润口红或药物软膏。

将半匙干麦片加蜜糖1/8匙和一匙牛奶混合，涂在唇上按摩，然后以清水洗净，能使嘴唇变得光亮润泽。

用橄榄油涂抹嘴唇，或用橄榄泡汤湿润嘴唇，也可用橄榄仁捣碎，敷于嘴唇。均可使唇部红润滑爽。

嘴唇按摩在睡觉前，涂上润口红，用无名指以点压方式轻轻按摩。这样可以促进黏膜下的血液循环，使唇部呈现自然健康的粉红色。

第 10 招　重点保护防腰衰

腰是身体的重心受力部位，腰部在大脑中的对应兴奋中枢，影响大脑的整个状态，腰部的舒适与否关系到整个精神状态。而腰部又是最易受损伤，是重点保护部位。腰是肾和肾上腺所在部位，肾上腺皮质和髓质及肾组织内腺体分泌的诸多激素对人体有重要调节作用。腰部的神经支配下腹部和下肢，对排泄、性功能、卵巢或睾丸功能及下肢的灵活性都有重要调节作用。从某种程度上说，成功不在于脑，而在于腰，腰部健康与否直接表现为一个人的毅力、精力、勇气和信心等状况。

防腰部衰老法

立正，举双手，向下弯腰，反复 10 次。而后屈髋、屈膝，两手抱膝平坐，将头尽量抵触膝盖，反复进行 20 次。

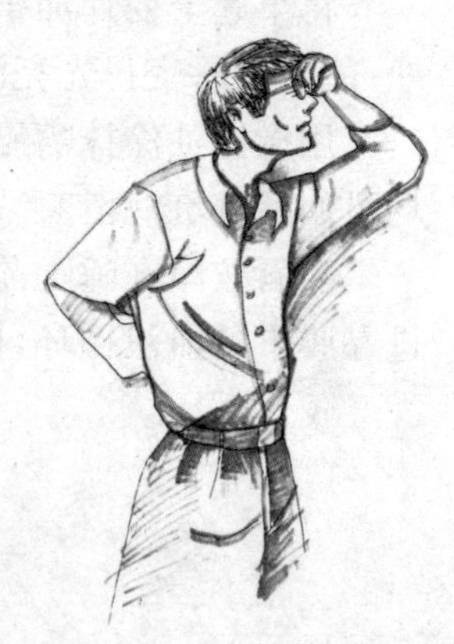

扭腰部可以起到保健肾脏功能的作用。站立，两手插握在腰部，上身向前稍倾慢慢将腰部左右扭摆动作，逐渐加快，使腰部感到发热时为宜。每日早晚各做一次。

双手按摩腰部做腰部活动，刺激腰部诸穴，有助于强化内脏各种器官功能，维持良好的新陈代谢，胖人做腰部操，还能减肥。做法是，站立，双脚打开与肩同宽，双手叉腰，推动臀部，左、右分别转动扭腰 36 次。

腰部保健按摩法

按摩腰部有疏通经络、壮腰强肾、保健长寿的作用。将两手对搓发热后，紧按腰眼处（约与肚脐相对的脊椎凹陷处称命门，旁开 5 厘米处叫肾腧，再开 5 厘米略下方凹陷处是腰眼），用力向下搓到尾闾部分，然后再搓回到两臂后曲尽处，共用力搓30几次。也可握拳轻叩腰眼、肾腧穴等腰部部位，并配合腰部旋转。可防治性功能减退、阳痿、早泄、肾虚，对椎间盘突出、骨质增生所致的腰腿痛，也有一定作用。

两手掌对搓至手心热后，分别放至腰部，手掌向皮肤，上下按摩腰部，至有热感为止。可早晚各做1遍，每遍约200次。可补肾纳气强腰。

两手握拳，手臂往后用两拇指的掌关节突出部位，自然按摩腰眼，向内做环形旋转按摩，逐渐用力，以至酸胀感为好，持续按摩10分钟左右，早、中、晚各做1次。腰为肾之府，常做腰眼按摩，可防治中老年人因肾亏所致的腰肌劳损、腰酸背痛等症。

两手握拳，用拇指掌关节作旋转。用力按揉腰部，以酸胀为宜；两手掌根紧按腰部，用力上下擦动，动作要快速有劲，发热为止。亦可做前俯后仰及左右旋转动作。上述动作既可一起做，亦可单独进行。

拍打腰腹解乏法

站立，全身放松，双手半握拳或手指平伸均匀，然后腰部自然而然地左右转动，随着转腰动作，两上肢也跟着甩动。当腰向右转动时，带动左上肢的手掌向右腹部拍打，同时右上肢及手背向左腰部拍打；腰部向左转动时，上肢再进行与腰部右转时的相反动作。如此反复转动，手掌有意识地拍打腰部与腹部，每侧拍打200余次。主要用来防治腰痛、腰酸、腹胀、便秘和消化不良等疾病，也可使腰肌灵活，防止扭腰岔气。劳累时拍打，有舒服解乏的作用。

旋转健身强腰法

腰部旋转器是专门锻炼腰部肌群的器械，它较适用于中老年人。腰部旋转器主要由转动底盘和扶手组成。器械结构简单，使用方便。用旋转器进行练习，可以增强腹内外斜肌的力量，减少腰部多余脂肪。

两脚并拢站在转盘上，上体正直，眼视正前方，两手紧握扶手，然后以腰部左右转动的力量带动底盘转动。依此重复做3组，每组18次。自然呼吸。上体在练习时始终保持正直，腰部及底盘转动时，两脚掌不能离开底盘，更不能随底盘转而转动，腰部向左右转动时，应使腰部最大限度地转动。

腰腿痛者运动保健法

倒行。倒行可给不常活动的肌肉以刺激，促进血液循环，进而能够促使机体的平衡。倒行时腰肌的紧张程度是高于向前走路的，可增加腰背肌力，改善腰部血液循环，提高腰部组织的新陈代谢，增加脊柱的稳定性和灵活性，能通经活络，壮腰健身。每日可坚持倒行2次，每次20分钟，这对于腰肌劳损疗效尤其显著。倒行时要选择平坦的地方进行。

蹲桩。站立时，两脚与肩同宽，两臂自然下垂，两手掌轻贴于腿两侧，眼平视前方。然后，左腿向左侧迈出一步，同时两手臂抬起成抱物状，手高不过肩，眼平视前方；两腿屈膝下蹲约130度，保持平稳，上身挺直；两手下按与肚脐同高，保持半蹲姿势。当下肢出现酸、麻、胀感时，缓慢站起来，自然呼吸。初始时站立时间2～3分钟，以后逐渐延长，每次可站15～20分钟。练完后慢慢伸直膝关节，静站1～2分钟后即可。蹲桩功可锻炼下肢的肌肉力量，增加膝关节的稳定性和支撑力，并能加快膝部的血液循环，可使腰背肌肉得到锻炼，缓解肌肉的紧张。

下蹲转膝。两脚马步平站，两手分按两膝盖，上身前弯，两腿同时先顺时针方向转20下，再逆时针方向转20下，反复换转3～5分钟。

独腿悬绕。立正姿势，两手叉腰，左腿独站立，提右大腿端平不动、小腿悬绕，先顺时针方向绕圆圈20下，后逆时针方向绕圆圈20下；再换右腿独站立，提左小腿悬绕，站不住就换腿（体质弱的人一手扶物或墙、一手叉腰），量力而行，逐步增加，反复悬绕3～5分钟。

起伏下蹲。两脚马步平站，两臂向前平伸直，一起一伏下蹲，尽量蹲到底，下蹲时两手分抱两膝盖，动作要缓慢，反复进行3～5分钟。

步行踢腿。立正姿势，先出左脚、踢右腿，同时用右手拍打右足背；然后出右脚、踢左腿，同时用左手拍打左足背。以此循环换踢腿，换拍打足背5～6分钟。手的摆动和走路一样、自然呼吸。散步时可多走几步踢腿。

腰腿痛者保健按摩法

扣揉双膝眼。坐在椅子上，两腿屈膝，足跟着地，两手掌分按两膝盖，用两手中、食指分按内外两膝眼（在膝盖骨之下两旁陷中），两手掌根着力顶在膝盖骨上缘中央，两手指用力扣，掌心使劲揉，上下按摩3～5分钟。

双手按摩大小腿。坐在椅子上，两腿屈膝斜伸直，足跟着地，两手掌分按两大腿面，掌心着力在大小腿面胫骨前外侧，两手同时从两大腿根沿至足背，上下反复按摩 3～5 分钟。使其有发热、麻、胀感，促进膝关节的血液循环。

腰背痛者运动保健法

仰卧抬肩。仰卧床上，双手放在脸颊上，双膝拱起，抬起肩膀，至离床约 25 厘米时，坚持 5 秒钟后再缓慢地还原成基本姿势，然后做腹式呼吸。此动作反复做 10 次。

半仰卧起坐。仰卧，曲腿，双手置于头下，抬起头，肩部离地，坚持 5 秒钟，复位。此动作反复做 10 次。

仰卧抬胯。仰卧，曲腿，抬胯离地，抬直右腿，使背的中部着地，坚持 5 秒钟，复位，换左腿重复动作。此动作反复做 10 次。

单膝贴胸。仰卧，屈膝，脚掌触床板，双手抱一膝拉向胸前，静止 5 秒钟，一膝复原，双手抱另一膝，做法如前。

双膝贴胸。仰卧，屈膝，双手抱双膝贴胸，静止 5 秒钟，还原。

仰卧扭腰。仰卧，上半身不动，从腰以下扭转，一边呼气，一边将一条腿交叉放在对侧腿外，扭转腰部。左右交替进行。

坐抱单膝。坐在椅子上，将膝盖紧抱放在另一侧膝上，左右交替进行。

挽臂鞠躬。坐在凳子上，两腿分开，双臂相挽，一边呼气，一边尽量弯曲背部，头部下沉像行礼似地鞠躬。

跪地抬腿。跪姿，双手撑地面，抬起左臂和右腿与脊柱呈一线，坚持 5 秒钟，复位，换右臂和左腿重复动作。

下蹲踏步。双腿平等分开 30 厘米，脚跟不离地面，缓慢下蹲，原地踏步或能走几步就走几步，然后缓慢地恢复原状。

站立扭髋。两足分开与肩宽，双手叉腰，两侧髋关节向左右侧方扭动，同时肩部也顺势向侧后方倾斜，左右共做 30 次。

前弯后伸。两足分开与肩宽，足尖向内，弹动性地向前弯腰，最好能使手触地。然后复位再向后伸腰，弹动性地向后伸到最大限度，反复做 10 次。

慢性腰背痛患者，若能每日选择上述运动项目 1～2 项进行锻炼，持之以恒，不仅疾病可除，而且可强身健体，延年益寿。

腰肌劳损者运动保健法

腰部屈伸运动。站立，两足分开与肩同宽，两手叉腰，腰部肌肉放松，作好预备姿势。然后做腰部充分前屈和后伸各8～16次。

腰部侧体运动。站立，两足分开与肩同宽，两手叉腰，腰部肌肉放松，作好预备姿势。然后做腰部向左、向右侧伸展各8～16次。

腰部回旋运动。站立，两足分开与肩同宽，两手叉腰。腰部肌肉放松，作好预备姿势。腰部先缓慢做顺时针及逆时针方向旋转各1次，然后由慢到快、幅度由大到小，按顺、逆时针方向交替回旋各8次。

滑墙运动。站立，两足分开与肩同宽，两臂叉于侧腰，背靠墙壁，慢慢下蹲向下滑动，直到呈坐姿，此时两膝弯曲，保持此姿势5秒钟，然后上滑回原姿势。重复做8次。

拱桥运动。仰卧床上，双腿屈曲，以双足、双肘主后头部为支点（五点支撑）。用力将臀部向上抬高，如拱桥状，持续3～5秒钟，恢复原位。随着锻炼的进展，可将双臂放于胸前。仅以双足和头后部为三个支点进行练习。反复做8～16次。

飞燕运动。俯卧床上，双臂放于身体两侧，双腿伸直，然后将头、上肢和下肢同时用力向上抬起，不要使肘和膝关节屈曲，要始终保持伸直，如飞燕状，持续3～5秒钟。恢复原位。反复做8～16次。

仰卧起坐运动。仰卧床上，双臂放于身体两侧。双脚平放于垫上。缓慢地收腹，将头和上体抬起。两手臂向前平举，两手触膝持续3～5秒钟，恢复原位。反复做8～16次。

伸腿运动。仰卧床上，双臂放于身体两侧，一条腿屈膝踏在垫上，另一条腿抬起伸直，离垫45度，持续3～5秒钟，恢复原位。换另一条腿按同法进行操练。各反复做8～16次。

腰肌劳损者保健按摩法

摩腰肌。用双手食、中、无名指指面附着于腰椎两侧肌肤上，以腕关节连同前臂作环形的有节律的按摩。用劲自然，动作缓和协调，每分钟120次左右，做2分钟。

理腰筋。双手叉腰，拇指在后，指面紧压在腰部，用均衡而持续的压力，自上而下，缓缓移动，顺筋而理。反复20次。此法能使筋肉理顺而舒展。

扣腰肌。双手叉腰，拇指在后，拇指指面抵着腰部，然后用力由内向外扣拨，扣拨时可上下移动，反复50次。此法可缓解腰肌痉挛，有消除腰肌疲劳的作用。

叩击揉搓。患者采取端坐位，先用左手握空拳，用左拳在左侧腰部自上而下，轻轻叩击10分钟后再用左手掌上下按摩或揉搓5分钟左右，一日两次。然后反过来用右手，同左手运动法。这样叩击揉搓，可使自己感受到按摩区有灼热感。此运动法能促使腰部血液循环，能解除腰肌的痉挛和疲劳，对防治中老年腰肌劳损效果良好。

腰肌劳损者热敷理疗法

每晚可用热水袋在疼痛部位热敷，有条件的家庭可自购远红外线热疗器或周林频谱仪等进行理疗。此法能促进腰部血液循环，还能祛风湿、活血通络，对治疗腰肌劳损者效果良好。

腰部健身减肥法

仰卧，双腿弯曲，左右方向扭腰，尽量将腹部贴向地面，多做几次使身体柔软后，逐渐将尾骨部位向上提离地面使腰部紧贴地面，左右向侧转背脊，即臀部用力向上提，保持这一状态15秒钟左右。每天做30次，不但可以减少腹部脂肪而且还能强化腰背部的肌肉力量。

仰卧，抬起双腿，使之与身体成90度角，缓缓提臀，保持腹部用力状态5秒钟，然后缓缓放下，但双腿保持成90度状态5秒钟，然后将双腿缓缓放下。每天反复这一动作10次，便能收到显著功效。

仰卧，以臀部为支点做折叠运动练习，两臂伸直，脚不动，手触及脚背，采取快起慢落的方法，每组做20～40次，以每分钟30次左右的频率。

仰卧，将手放在头下，两腿弯屈与伸直交替进行，上体尽量靠近大腿，每组20～40次，以每分钟30次左右的频率。

仰卧，运用身体的腰腹部分力量向上举腿，同时双臂向前平伸屈体，使双臂和两腿在屈体的过程中相互碰撞，连续进行。

侧卧，靠在地面上的那条腿要绷直，从头到脚尖有一种紧张感。缓缓抬起另一条腿，膝盖打开，向后方伸展，维持3秒钟，然后换方向连续做10次。

两腿张开站立同肩宽，脚尖外展约45度，两臂上举，掌心向前，同时抬头挺胸，上体前屈（要求手触及地面）、后屈、左屈、右屈，各两次为一组练习，每次练习做5组，按一定的节拍进行。

站立，手握椅背，然后向后做举腿练习，每组15～20次，频率每分钟20次左右。

腰部健美防衰法

腰部健美的标准是，腰部粗细适中，运动自如，柔软而富于弹性，使人体外观显得美观、苗条，且能防早衰。

转体运动。两脚左右分开站立，先将身体上部向左扭转，同时左臂侧摆，右臂前摆。然后再向反方向摆动。共做10次。

腰背肌运动。两腿跪地，先将左臂撑地，右臂由胸前向侧外摆，同时上体向右侧后转，吸气。然后还原至跪撑，呼气。再换右臂做，反复10次。

压腿运动。单腿支撑不要弯曲，另一只脚放在物体上，两脚间成90度角。以双手握住支撑在地的腿下，上体前屈伏在支撑在地的腿上，再抬起，前屈时尽量接触站地上的那只脚。两条腿轮换做5次。

上体侧屈运动。左腿向左迈一步，上体前屈，双臂上下侧举，向左、后、右至前绕大环一周。然后再反方向做。反复5次。

举膝踏跳运动。左脚向侧踏一小步，右腿屈膝举跳，同时上体向左扭转，两臂自然向左侧摆。跳时腿要蹬直，另一腿屈膝并举平，用前脚掌轻松落地。两个方向反复做10次。

第 11 招　勤练保洁防手衰

由于手接触的物体多，因此，要养成勤洗手的好习惯，及时将污物、灰尘等有害皮肤的东西洗净。手的保养，主要是手的皮肤保养滋润，手掌和手指的柔软灵活，手指甲的修饰，注意美的姿势，配合适当的饰物也是很重要的。在平时用手直接接触化学液剂（如洗衣粉、洗涤剂、染发剂等）时，最好戴上橡皮手套，以免加速手的老化，使其粗糙、干裂和产生皱纹。

防手部衰老法

揉捋手指。以左手拇指、食指，将右手指根部揉至尖部，每指反复揉 2～3 遍，接着每指捋顺 5～6 遍，再用同样方法，用右手指揉捋左手指。

两手合掌搓热。左手紧握住右手背，用力摩擦 1 次，然后右手紧握住左手背摩擦 1 次，左右手各 10 次。

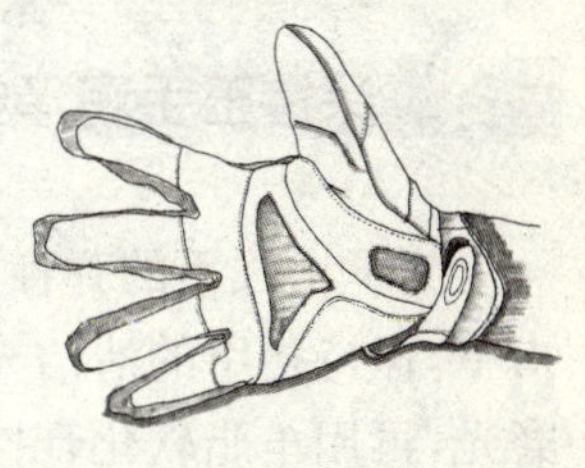

手背擦至肘部。左手掌自右手掌根向上擦至肘部，再反向自肘外侧向下擦到右手背 10 次。左手背同样 10 次。

按穴。用左手拇、食指端，同时对按右侧内关、外关两穴 15 秒钟左右。然后对按左侧内、外关两穴亦 15 秒钟左右。

搓手防衰法

搓手能促进大脑功能的改善，增加双手的灵活性和抗寒性，延缓双手衰老。用较重的手法先将双掌对搓 20 下，然后双手相互对搓手背各 20 下，一定要将双掌搓热。

两手酸累时，可将两手掌来回快速搓动 10～12 秒钟，使掌心产生热感，然后将发酸的双手摇动 8～10 次。

将硫黄研末，手洗干擦净后，把硫黄末放手里来回搓，待手掌发热后，稍停片刻。接着再搓，反复几次，做完后不要立即洗手。每天坚持 2～3 次，3 日可见效。还可以用维生素 C 注射液倒入手掌中，双手将药液擦匀，待药液干后，用清水洗净，每日 2 次，每次 2 毫升。可用于防治手掌脱皮。

健手按摩法

手是离心脏较远的肢体，血液循环较差，为了促进肌肤的血液循环，增进新陈代谢及营养的吸收，不妨在晚间看电视时按摩一下手。按摩前，将双手洗净，用毛巾擦干(最好涂上按摩霜)。按摩次数自定，以 20 次左右为宜。

手指的按摩。拇指在下，食指在上，捏住手指指尖，以螺旋方式在手指背上滑动按摩，然后，以拇指和食指在手指两侧加压的方式，由指根向指尖捏压；然后拇指在上，食指在下，于手指间上下捋按。

手背的按摩。一手握住另一手背指根处，拇指腹按于手背上，以顺时针方向，呈半圆滑动按摩。

手掌的按摩。用拇指腹从另一手掌心的拇指根部开始，向下呈半圆状，用力滑动。

保持玉手润泽细腻法

为了增强手的弹性和灵活性，应坚持手部活动和手的按摩。要注意经常修剪指甲，保持指甲的清洁光亮。手皮肤表面和指端的茧子，不要用剪刀剪而应用浮石磨光，再用羊脂软化膏按摩，以免在切割部位再形成角质层。如果手很粗糙，就需要在晚上睡觉前用温水洗净，敷上营养霜或甘油。

手部因打扫、洗涤、整理等家庭琐事而容易变得粗糙。尤其是冬天，当水洗工作之后不予保养、美容最易粗糙。

除了用肥皂洗净外，每周至少要做 2～3 次的酵素湿敷，或用柠檬的切片来擦揉手背。如此则不但可以消除粗糙，同时，肤色也会变得很光泽，尤其利用沐浴时来做效果会更好。

手掌的美容、保养最容易被忽略。手掌不但汗腺多，而且最容易弄脏，成为有异臭的地方。用烫洗菜的汤汁来擦拭，即可以使手掌光滑、清爽。

经常做手部的体操，来保持健美的手指。最简便的方法是用手指来做（翻花鼓）游戏。尤其将手指反屈于外侧最为有效。凡是所做的动作跟平常不同，则最有利于美容、保养手部。

想让手光滑细腻，也不难做到，每周用“脚用除茧油”按摩双手 1 次。顺着手指方向，在手指间来回揉搓，以除去坏死的细胞组织，使手指皮层变薄及表面皮肤纹理纤细。要着重揉搓指关节皮层较厚的地方。按摩须缓慢有力，先用热肥皂水洗手，然后进行按摩，最后用温水漂洗。洗后一定要用干毛巾擦干（因为水分的蒸发会使皮肤脱水和失去光泽），再涂上护肤霜按摩，这样，双手就会变得光滑细腻了。

一双洁白如玉的手，是很惹人喜爱的。在手上擦护肤霜以前，先用鲜柠檬汁按摩。晚间临睡前，用几滴柠檬汁与一滴药用甘油混合按摩，然后戴上棉质手套，使柠檬汁的漂白与甘油的滋润作用，通过体温扩散到皮肤表面。如果手的皮肤组织变硬或颜色变深，可用洗涤剂漂洗，并带橡胶手套作保护。如果手发红，可将双手在冷水和热水中来回浸泡 5～10 分钟，然后用护肤霜按摩，以促进血液循环。这样坚持一段时间，手就变得洁白如玉了。

虽然脸部的美容做得很好，但手部却粗糙形成强烈的对比，这种人大都是从事厨房工作，以致手部的油脂被洗剂夺去滋润而造成的。若有这种情形的人，在酵素敷剂内加上营养油来做 5 分钟的按摩，然后用热毛巾擦掉，并涂上乳液，第 2 天就可以看到柔嫩光滑的玉手了。

精心保养手部肌肤。要经常用湿水和香皂洗手，然后用软毛巾擦干，在双手和手腕上擦些护肤脂、甘油或其他油脂，并进行手部按摩。从手指根到手腕做螺旋形按摩，再从手指根到手指头用力搓揉，最后用热毛巾敷手 2 分钟。

保护双手不受损伤。人们干活时，应注意对手的防护，最好能戴上防护手套，以防磨伤、扎伤、烫伤等。

手部美容操练法

从指尖开始按摩到手指底部，动作要坚定而柔和，在按摩时，有条件的可以先涂上润手霜，以增加滋润。这种方法可有利于防治痤疮。

看电视或闲暇时，不妨做一些简单的手指操，比如模仿弹钢琴的动作，让手指一屈一张地反复活动，可以锻炼手部关节，健美手形。

将双手放在与肘弯平行的高度，然后放松手腕，让手有气无力地垂下来。反复进行这种放松手部的动作有利于对前列腺、脊椎等进行按摩，并对治黄褐斑有疗效。

手腕放松，十指松开，上下甩动，每日3次，每次数十下；两手握拳，然后逐一伸直手指并尽量往手背后伸展，使手指呈扇形；两只手互相逐一用力拉每个指头；两只手互相逐一按摩每个手指。

冬天从室外进入温暖的室内，如双手又红又肿，感到又麻又热，把手高举过头一两分钟后再放下，可以帮助血液循环恢复正常。

养护双手法

手是女人的第二张脸，也是女人美丽很重要的组成部分，一双娇嫩柔滑的手等同于一张美丽灿烂的笑脸。一双修长、细腻、红润的纤纤玉手，不仅给人以健康、纤柔、灵巧之感，更添女性魅力。所以护手很重要。每次洗手后及时涂上润手霜，可补充水分及养分。最好不要用面霜代替护手霜。因为手比脸需要更多的滋润，面霜虽能被快速吸收，但可能无法对手形成有效的保护膜。可根据手部皮肤的不同，选用不同类别的护手霜。如含甘油、矿物质的润手霜，适合干燥肤质；含天然胶原及维生素E的护手霜，果酸成分有较强的修复作用，适合因劳作而粗糙的肤质。

手的皮肤干燥，可在睡前用每公斤水加1汤匙盐的温盐水中浸泡。

手部应经常用甘油擦抹，使手常有油质存在。取1份甘油、2份水，再加5～6滴醋，搅匀，涂于双手，可使双手洁白细腻。

吃完鸡鸭鱼肉后，不仅嘴边粘油，两只手也一定粘上不少动物油脂。既然双手有油，不妨让其在手部皮肤上多停留一段时间。将双手手背均匀地涂满油脂，保持5分钟，然后用温水洗去。长此以往，对女性和儿童护肤效果显著。

用鲜豆浆洗手脸可护肤美容。每晚睡前用温水洗净手脸，再用当天榨取不超过5小时的生豆浆洗手脸，自然晾干，然后用清水洗净即可。

做家务时，不要把手长时间浸泡在水中，因为干燥的空气会把手上的水分带走，使手越发的干燥。应戴上手套，做完后用加有少许柠檬汁的清水浸泡，再涂上护手霜。做完厨房工作之后双手又油又腻时，可利用喝剩的牛奶洗手，这样，不但可除去油腻，手部肌肤亦得以保养。在做完家务活后，用香皂将双手洗净、擦干，涂上醋，搓一搓，再抹一层护手霜，套上塑料手套或小塑料袋。一小时后取下，双手会变得柔滑细腻。

干完脏活后，可在脸盆内放适量热水，再溶些冷霜在水里，把手放在里面浸泡。

过后将手擦干，手就可保持细嫩白皙了。

经常在手上抹少许土豆泥，就可使手上皮肤变得细嫩了。

取医用纯甘油 1 份，6～9℃白醋 3 份，调匀，装入滴瓶中，洗净手脚，将药液涂入患处，轻轻揉匀，一周后皮肤细腻光滑。

冬天双手应减少洗涤时间，更不可用过量的洗涤剂，以免使得皮脂过少，洗后最好能用橄榄油互擦两掌，以补充损失的脂肪。手接触过洗涤剂后，立即用清水冲净，然后倒 1 小勺米醋，涂满手心手背，过一会再冲洗净，用毛巾擦干，即可达到护手之目的，若再做些辅助性的按摩，效果更好。

为双手选定几副专用的手套，在提过重的东西或搬运粗糙物品时，须戴上厚实耐磨的劳动手套；接触刺激性液体，如洗洁精、洗衣粉液之类时，须戴橡胶手套；寒冷天气外出时，则应戴上质地柔软的保暖手套。

在摘菜或开瓶启罐时，也要尽量使用工具而不要用指头和指甲，以免损伤手部皮肤或指甲。

美手也需要以内养外，调理好日常饮食。平日应充分摄取富含维生素 A、维生素 E 及锌、硒、钙的食物。

每当到了冬天即引起冻疮而手部瘙痒的人不少。保养的方法是，把手分别交互浸渍在 40℃左右的温水和凉水中，然后做手部运动。此外，借按摩来促进血液循环，并在冬季间常戴手套来防寒。喝柑橘类果汁效果较好，也不要忘记多吃些新鲜蔬菜。

手指甲护理法

指甲是手的组成部分，也是重要的触觉器官。它由角化了的上皮细胞积叠成半透明的硬板，以保护指尖。它的主要成分是以胶原为主的硬质蛋白质。

指甲化妆后会使手增添魅力，但常年不断地使用指甲油，指甲会褪去自然的色泽，并变得软弱。在这种情况下，如果继续用指甲油会使指甲更软弱，从而形成恶性循环。因此，经常染指甲的人要每周至少有一天不染指甲，并用牙签绕上棉花，沾上油性营养霜，在指甲和指甲周围涂搽，搽后用拇指轻轻按摩。平时要注意指甲的保养，涂油质的营养霜。

为了给指甲提供良好的营养，必须尽量多食用富含锌、维生素 C、维生素 A、维生素 B、维生素 D 的食物，如绿色叶类蔬菜、海产食物、动物肝脏、牛油、蛋类、柑橘类水果、胡萝卜，全谷食物和酵母等。在涂指甲油前，可用柔软的布蘸些润肤霜擦亮指甲,令它们显得更健美。

每天晚上将指甲放在温的橄榄油里泡一会儿,再涂上少许碘酒,指甲就变柔韧而不易劈裂了。另外,还可多吃含钙食物及维生素 A 丰富的食物。

定期修剪指甲,不仅使之变得美观,而且可保持指甲健康。修剪指甲前要先用温水把指甲泡软,就不会使指甲裂开。每周至多涂抹指甲油 3~5 天,让指甲至少能自由呼吸两天。涂指甲油之前要用消毒水清洁指甲表面、指甲与皮肤连接处,以防感染。

取 2 汤匙菠萝汁加入 2 个鸡蛋黄,将双手浸约 20 分钟,就会使指甲边皮软化。

手指甲上有了色斑,可用少许土豆汁擦拭,并让汁液在指甲上保留数小时,然后再用清水洗掉,指甲上的色斑就去除了。

将生大蒜 10~15 瓣捣烂,放在杯里,用醋 100~150 克浸泡,待 2~3 小时后,再将患指插入醋蒜中浸泡,每天泡 3~6 次,每次 10 分钟左右。可用于防治灰指甲。

去除手上污迹法

将双手洗得干干净净,不仅卫生,而且美丽。手的美在于清洁和指甲剪得整齐。日常生活中,手上难免会粘上一些污迹而肥皂洗不掉,怎么办呢?这里介绍几种简便除污法。但不论采用什么办法去除污迹,最后都要洗净抹上护肤霜以保护皮肤。

修机器或修车后手上沾满了脏油污,可取米糠少许用水淋湿后,涂到沾有油污的地方,用力揉搓,然后用清水洗净,就可除掉油污,既快又好。

手上沾了机油,或用汽油洗,若没有汽油,可先用潮湿的土,充分搓一下,然后再用肥皂洗,就可洗干净。

手上有了油漆,可用去污粉加少许肥皂,蘸一点水搓擦,很快就能除掉手上的油漆。可用汽油或香蕉水洗。也可把清凉油涂在油漆渍上,要多涂一些,片刻之后,漆渍软化,即可用布擦去。还可在手上沾些黄砂反复擦拭,再用清水洗就能除掉。

油漆家具时,先在刷子柄到接近刷毛处,缠上一层胶布,等此处沾上较多油漆时,将胶布撕下,再换上新胶布,可免油漆沾污双手之苦。

指甲擦上指甲油后,过一段时间指甲油就会东一块西一块地自行脱落,影响美观。可将瓶内湿的指甲油涂在指甲上,然后用草纸将指甲上的指甲油往一个方向擦去。如果还有未净的指甲油，可再擦一些湿指甲油，用草纸继续往一个方向擦，就可以擦去旧指甲油。

手上沾染了沥青迹，可用植物油或醋或汽油或煤油洗。也可用食用油将沥青浸润后，再用纸擦掉。还可用橙子皮与柠檬皮擦洗。

鞋油不慎沾污手时，可在手上擦些肥皂，再取少许米糠在手掌上搓揉，然后用热水洗净。

手上的油腻，可用牛奶或奶粉的残渣拭刷，不但可以刷净油腻的双手，还可使双手肌肤更加细腻。

手上染了红药水迹是很难洗清的，如用柠檬汁洗，就容易洗掉。

吸烟的人，手指上会有黄色的烟迹。在一杯热水中滴几滴浓氨水，将手指浸入其中，烟迹便可除去。也可用较低浓度的漂白粉溶液洗手。还可用柠檬汁、过氧化氢作去污剂，涂在手部清洗。如果污迹较重，可以辅以浮石摩擦污处。由于柠檬汁、过氧化氢均易令皮肤干燥，清除污渍后还要用乳液滋润手部皮肤。

手上沾染了有机磷农药，除敌百虫外，可用碱性大的肥皂反复洗刷。

手上接触了铅后，可用 1%～2%的硝酸溶液浸泡 1 分钟左右，再用肥皂清洗。

手上沾污的汞，可用 1∶5 000 的高锰酸钾水溶液清洗。

手上的苯胺，可用含亚硫酸钠和次氯酸钠各 3%的水溶液清洗。

手上的三硝基甲苯，可用含 10%的亚硫酸钾肥皂洗手。亚硫酸甲苯呈红色，故清洗时只要将红色洗净，表示毒已除去。也可用浸有酒精和氢氧化钠溶液(9∶1)的棉球擦手，观察是否出现黄色，洗净时即不显色。

当手上粘附了有毒物质(如硫黄、水银)后，用食盐搓擦手，然后用清水冲洗即可清污消毒。

手指上如果被墨水污染了，可将西红柿汁挤在污染处，用力搓几下，再用清水冲干净，手上的墨水迹即可去除。

手若沾到奇异墨水，用肥皂很难洗干净。此时可挤橘子皮搓拭即可除去墨水。若还不能可用丙酮。

手上粘有染色素污迹，可把手浸泡在较浓的漂白水里。

手上沾了油污，可先用油菜叶擦手，再用肥皂清洗，即可除净。

第12招　除疲保健防脚衰

俗话说："人老足先衰"。足部是人体脉络经穴的重要集中地，人体的12条正经中，有6条分布在足部，踝部以下的穴位占全身穴位总数的10%，人体的器官脏腑在足部均有对应的反射区，布满了许多血管，故国外医学专家把足称为"第二心脏"。如果对足部进行很好的保健，可增强全身肌肉与关节灵活度，改善心脑微循环，增强免疫功能，供给脑以充足的能量，有助于调节情绪、活跃思维，抗御衰老。

运动防足部衰老法

两脚大拇趾和第二脚趾互相反复摩擦。每天睡觉前后及午休前后，反复进行3分钟。

坐在椅子上，两腿下垂。做屈脚腕和伸脚腕的动作30次，一日3次。

坐位，两腿伸直，右脚放在左边大腿上，用手的食指与拇指，捏住脚趾，左右扭动。由脚的拇趾循序扭到第五个小趾；每趾都要扭动30次。用两手拇指的指腹，用力按压两脚的脚掌心部分。用右手握住右脚的大拇趾，向脚背、脚底方向上下用力拉；再以左手手掌，从右脚的两侧脚踝下起，向脚掌摩擦30次以上。以右手握住右脚腕稍上之处，以左手将脚腕向右旋转80次以上，再向左旋转80次以上。

用一手扶住大树，先向前甩动小腿，使足尖向前向上翘起，然后向后甩动，将足尖用力向后，绷直足面，双足轮换甩动，每次100下左右。

双足平行靠拢，屈膝下蹲，双手按住膝盖，先顺时针扭动，再逆时针扭动，各40～50次。

用两手掌紧按小腿肚，旋转揉动，先左后右各30～40次，两腿交换8次。

端坐在凳上，两腿伸直，低下头，身体前弯，用双手扳足趾30～40次。

平卧床上，双手紧抱后脑勺由缓到急蹬左腿，每次3分钟，然后再换右腿，如此反复10次。

经常做以上动作，可使足部血液循环畅通，带走代谢产物，从而使全身血液循环得以改善，灵活腿关节，增强腿肌与步行能力。

消除足部疲劳法

脚是运动器官，它要支撑全身的重量，因而很容易疲劳。在温水中加入1小杯米醋，将双脚浸入，泡15～20分钟之后，平躺下来，把脚垫高（要高于头部），躺半小时，就能恢复正常。

也可先将双脚浸入烫水（以双脚能耐受的热度为限）约2分钟，然后浸入冷水中约2分钟，交换浸泡2～3个来回，就能立竿见影，消除疲劳，甚至马上去跳舞也没关系。不仅消除了脚的疲劳，连精神也振奋了。

还可在洗完澡出来后，先把双脚伸直，一只脚弯着竖起来，把弯的这只脚从脚尖到鼠蹊用双手按摩4～5次，尤其是阿基里斯腱和膝盖后面需要仔细的按摩。按摩完后站起身将脚摇动，若感觉脚轻了一点，再换另外一只脚用同样的方法按摩。

足部健美防衰法

脚的弹性和柔软度，对表现女性美起着重要作用。为了增强其弹性和柔软度，可练习用脚趾拾起地上的弹珠或鹅卵石动作，1次捡1粒，投入篮子或缸中。这在看电视、看书或织毛衣时都可练习。如果想强化足弓，使脚的线条更流畅，可光脚站立，双脚微微分开，把1条毛巾放在脚前，用双脚的脚趾去抓起毛巾，慢慢向里移动。这样坚持锻炼，很有成效。

保护脚部皮肤，首先要每天用温水和肥皂洗脚，以清洁皮肤，促进血液循环，消除疲劳。洗脚后最好抹上些护肤油，并进行2分钟的按摩，这对保持脚部皮肤细嫩、光滑十分有效。

用冷水洗脚能抗寒。冷水洗脚重搓不重泡，在洗前要把双脚早搓，多搓，脚一入水就用双手搓揉脚脖、脚踝、脚后眼、脚背、脚趾、脚底板，自上而下，再自下而上，反复搓洗，几个回合搓揉后，脚就不觉冷而开始发热了。只要坚持该法数年，不仅能增强双脚的御寒能力，也可加强身体的御寒能力，还能防治感冒、咳嗽、气喘、气急等。

足部防寒保健法

人的脚部是血管分支的最远端末梢部位，脚的脂肪层又较薄，保温性差，且脚底皮肤是全身温度最低的部位，极易受凉。如果夏季经常用凉水冲脚，脚就会进一步受凉遇寒，然后通过血管传导而引起周身一系列的病理反应，最终导致各种疾病。人的脚底的汗腺较为发达，突然用凉水冲脚，使毛孔骤然关闭阻塞，时间长后会引起排汗功能迟钝，这对身体的代谢物排泄不利。脚上的感觉神经末梢受凉水刺激后，正常运转的血管组织剧烈收缩，日久会导致血管舒张功能失调，诱发肢端动脉痉挛、红斑性肢痛、关节炎和风湿病等。因此，夏天洗脚尽量不要用凉水，尤其是井水。最好用温水洗脚，而且要在休息一会儿后，使脚上的汗落下去后再洗，才可免脚部着凉受寒。

除厚趾甲和脚茧法

老年人的脚趾甲大多逐渐增厚，脚掌和脚趾边经常角化成茧，后跟干裂，非常痛苦。可用热水洗脚后擦干，趁脚还潮湿时，用水杨酸软膏揉搽患处，厚趾甲上敷药厚些，每日早晚各用药 1 次。坚持较长一段时间用药后，厚趾甲便会一块块掉下来，以使之平滑而无痛感为度，继续敷药，尽量少用剪子剪。必须长期坚持，每天用药、换袜，因为一旦断药，它又会继续角化。

第13招　坚持运动防腿衰

心脏病专家认为，腿部肌肉紧实的人必然也有颗强壮的心脏。一个步履稳健、行走如风的老年人，必定是寿星。人到老年，会头发变白，皮肤松弛，耳聋眼花，这只能说明人体内脏和器官的局部变化，绝不能预测寿命的长短，而腿部肌肉结实才是健康长寿的重要标志。所以人们应该想方设法加强腿脚的活动，增加腿部肌肉力量与关节的灵活性，同时改善心脑血液循环，提高机体免疫功能，延缓衰老过程。

练脚强身防衰法

人老先从脚上老，脚部是人类第二个心脏。练脚可使循行在双脚的足三阳经、足三阴经经络畅通，气血循环处于良好状态，对防病健身有良效。

旋转脚踝。坐椅上，将左脚放右腿膝盖上，用左手捏住左脚踝骨上方小腿部，使左腿固定，用右手握住左脚前掌，先顺时针旋转20圈，再逆时针旋转20圈；然后放下左脚换右脚，方法、次数相同。

屈伸脚踝。脱鞋后坐桌上，双脚下伸，脚尖不着地为适度。双脚尖慢慢向下伸，伸至极限脚背部有轻度酸胀感后缓缓回位再用力上跷，跷至极限脚跟部有轻度酸胀感后缓缓回位再转下伸。每下伸上跷为1次，连续20次。

脚呼吸功。坐椅上，左腿成90度角脚着地，右腿伸直。先做右脚呼吸功，呼气时右脚尖尽力向前伸，吸气时右脚尖尽力向上跷，做10次呼吸后转左脚，方法、次数相同。

腿脚运动防衰法

为了保证腿脚的健康和延缓衰老，在进行全面锻炼的同时，还可以有意识地加强腿脚锻炼。

压腿。清晨或傍晚，到公园或安静处，先把 1 只脚高置于树枝或低矮建筑物上，慢慢下压，双腿交替进行，时间先短一些，练习一段时间后，逐渐加长，还可边压边用手拍打。这样，不仅能使双腿灵活，防止僵硬、老化和肌肉萎缩，同时还有一定的降压作用。

下蹲。双手扶着椅背，做蹲起动作，反复进行，数量可由少到多。这样，可以增加腿部肌肉的力量和腿关节的灵活性，还有利于呼吸系统和内脏器官的锻炼。

下肢按摩。用双手按摩拍打双腿，可自上而下，再由下至上，反复进行，每条腿按摩拍打 20 遍左右。结束时，再用手握着脚趾左右转动数次，双膝关节适当活动更好，这样，能防止腿部肌肉萎缩，增加肌肉的张力，还有增进血液循环的功效。

干洗腿。用双手紧抱一侧大腿根，稍用力从大腿根向下按摩直至足踝，再从足踝往回按摩至大腿根。用同样的方法再按摩另一条腿，重复 10～20 遍。此法可使关节灵活，腿肌与步行能力增强，也可预防小腿静脉曲张、下肢水肿及肌肉萎缩等。

甩腿。一手扶树或扶墙，先向前甩动小腿，使脚尖向前向上翘起；然后向后甩动，将脚尖用力向后，脚面绷直，腿亦伸直。两条腿轮换甩动，每次甩 80～100 下为宜。此法可防半身不遂、下肢萎缩、下肢软弱无力、腿脚麻木、小腿抽筋等症。

揉腿肚。以两手掌紧挟小腿肚子，旋转揉动 20～30 次，两腿交换揉动 6 次。揉动前将腿平伸在床上练，这样能促进下肢肌肉中血液的回流，增强腿部肌肉力量，防止腿脚酸痛和乏力。

扭膝。两足平行靠拢，屈膝微向下蹲，双手放在膝盖上，顺时针扭动数十次，然后再逆时针扭动，此法能疏通血脉，治下肢乏力、膝关节疼痛等症。

蹬腿。晚上入睡前，可平躺在床上，双手紧抱后脑勺，由缓到急进行蹬腿或上下摆动动作，每次 3 分钟，然后再换另一条腿，反复 8 次。均可强健下肢关节肌肉。

暖足。俗话说，“暖足凉脑”，暖足就是要经常保持双足温暖，每晚要用热水泡脚，能使全身血液畅通。

老年人健腿脚防衰法

"人老腿先老"已成为人们的共识。因而，老年人健身防老抗衰也应从腿脚锻炼开始。

卧位运动趾与踝。仰卧床上，双下肢平伸，双足一起做屈趾、伸趾交替运动 30 次，五趾分离、并拢 30 次，然后屈髋、屈膝、伸屈旋转踝关节 30 次，这是整套运动的准备动作。

坐位蹬滚子运动。将 40 厘米长、直径为 10～20 厘米的圆木或石滚子，放在地板上，人坐在床边，双足蹬在滚子上前后滚动 100 次，可以达到舒筋活血的目的。

足跟走路练伸肌。将足尖翘起来，用足跟走路，这样是练小腿前侧的伸肌，行百步，可以疏通足三阳经。

侧方行走练平衡。先向右移动 50 步，再向左移动 50 步。侧方行走可使前庭的平衡功能得以强化，有预防共济失调的作用。

踩足按摩促回流。如果有 3～5 岁的小孩，你可趴在床上，双足背贴床面，足心朝上，让孩子赤脚踩压你的双足，孩子的足跟对准大人的足心，做踏步动作 50～00 次，对促进血液回流大有好处；没有孩子帮助，也可自己按摩。

老年人如能每天坚持一套上述锻炼，一定会推迟双腿先衰的到来，也有利于心脑脏腑的保健。

特殊练腿防衰法

踮脚。久坐或久站后，常会感到下肢酸胀、乏力。从事站立工作的人很容易发生下肢静脉曲张，这是由于下肢血液回流不畅造成的，可以练一练踮脚健身法。此法虽很简单，但和跑步、步行的效果一样。由于下肢静脉瓣膜的作用，血液得到一种向心运动的补充推动。将脚跟抬起，脚后跟离地面 1 厘米，然后用力着地。此为 1 次。1 秒钟 1 次，30 次为 1 组，休息 5～10 秒钟。每次 1 分钟。每天重复 3～5 次。踮脚抬高脚后跟不能超过 1 厘米以上，否则不仅不会收效，还会引起脚掌的疲劳。

顿足。通过膝部和脚跟的振动，促使身体自然地上下活动，使全身感到暖和，从而促进血液循环，逐渐消除机体的淤滞状态，达到健身、祛病的双重效果。此法可作为肩酸、肩周炎、头痛、失眠、哮喘、腹痛、腰痛、关节痛、便秘、怕冷、痛经等病症的辅助治疗，并有减肥和美容的作用。操练前先进行深呼吸。两足分立，与肩同宽。双眼微闭，舌抵上腭。全身放松，排除杂念，处于半睡眠状态。操练时，双脚轮流一上一下地振动，即脚后跟轻轻地提起并放下（体弱者可坐着操练），约1秒钟1次。掌心向上，双臂从体侧慢慢上举至头部上方，掌心转为向下，在身体前面下落，在下腹部处停留一下，然后恢复原来姿势。反复操练3～9次。

手舞足蹈。一个人的衰老，突出的表现是关节僵硬、肌肉萎缩、身体平衡紊乱、动作不够协调灵活、体态肥胖、剩余脂肪过多，还有脑神经功能衰退、反应迟钝、情绪不稳、易怒、易悲、抑郁和呼吸循环功能减退。要抗衰老，延缓上述衰老现象的发生，就必须经常运动，而跳迪斯科舞蹈，则是一种最佳的长寿防老运动。迪斯科舞蹈动作，可使全身各部肌肉、各个系统器官均得到锻炼。这种舞蹈顿挫有力，节拍鲜明，它以运动臀部、摇摆四肢的刚健动作，使全身各关节都参与活动，达到舒筋活络的作用，使中老年人已趋向纤维化、失去应有弹性的肌腱韧带逐渐恢复功能；使松弛的肌肉增加张力，从而提高了肢体的灵活性和协调性。跳舞时精神亢奋，可使脑神经功能得到恢复。

原地跑步。现代体育学研究认为，原地跑步是一种简易高效的健身防衰法，深受中老年人的喜爱。所谓原地跑步，是指在晨起、工作间歇、午间、学习间隙、洗澡前、睡前的零星时间中进行。每次跑数分钟，每天跑数次。据研究，原地跑步的运动量不亚于其他运动。它的最大特点是在跑步的过程中，自我掌握逐步增强运动量。原地跑步有计时法（从每次跑1分钟，渐增至每次3～5分钟）、计数法（从每次跑300步，渐增至500～1 000步）、计速法（从150次/分钟，渐增至230次/分钟）和计跑法（从每天跑3～4次，渐增至每天6～10次）。

高抬双腿。国外医学家提醒中老年人，只要坚持每天高抬双腿2次，每次5～10分钟，会使全身、尤其是腿部、心脏、头部大受裨益。专家们研究认为，当一个人的双腿抬起高过心脏之后，脚部和腿部的血液产生回流，一方面长时间绷紧的大小腿得到了放松；另一方面腿部的血液回流到肺部直至心脏，有利于心肺的保健。

脚跟走路。抬起脚尖用脚跟走路，两臂有节奏地前后摆动，以调节平衡。这样可加强锻炼小腿前侧的伸肌群，以利于疏通足三阳经。祖国传统医学认为，人衰老的主要原因主要是肾气虚衰。老年人在走路的过程中，如果能用脚后跟，就会刺激肾经穴位，达到健身延寿的效果。下楼梯是老年人锻炼脚跟走路的最佳方法。两脚脚尖跷起，直膝，精神集中，目视楼梯台阶，依次左脚、右脚上下迈步，这种练习方式，力度较大，效果好。值得注意的是，脚跟走路与散步相结合，容易收到较好的效果。在日常生活中，走路用脚跟走，散步时有意识地用脚跟着地，两者交替进行。

这样一来，既能调节情趣，又能提高锻炼效果。久而久之，养成习惯，即可达到强身健体、延年益寿的效果。

脚尖行走。提起足跟用脚尖走路，对人的身体有许多好处，可促使脚心与小腿后侧的屈肌群紧张度增强，有利于足三阴经的疏通。这样走比一般正常行走时对屈肌的锻炼强度要高很多，所以一般走百步即可，千万不要逞强，可以分阶段进行。

雨中散步。越来越多的人喜欢冒着霏霏细雨到户外逛街散步，充分享受大自然给予的温馨和快乐。雨中散步有着许多较之晴天步行不可比拟的健身好处，雨落大地，洗涤尘埃，空气更加清新宜人。细雨初降时所产生的大量负氧离子可营养神经，调整血压，有助消除神经疲劳。

内八字行走。一般人行走多为外八字或直线前进，如改为内八字行走，可消除疲劳。

倒退行走。倒走能使脊椎和背肌承受比平时更大的重力和运动力，从而使脊椎和背肌得到了向前走所得不到的锻炼，因而是矫治驼背的一种好方法。倒走可使腰部肌肉有规律收缩与松弛，从而改善了腰部血液循环，促进新陈代谢；可刺激不常活动的肌肉，进而能促使机体的平衡；可解除腿的疲劳，对于腰腿痛有显著疗效；有利于静脉血由末梢向近心方向回流，更有效地发挥双足“第二心脏”的作用，有利于循环。倒退行走时，改变了脑神经支配运动的定式，启用了不少平时不常用的神经结构，可防止因废用而产生的脑萎缩现象。倒退行走时要求挺胸、双目平视，双手叉腰（四指在前，拇指在后），按住腰部的肾腧穴，大腿尽量向后迈出，身体重心后移，前脚掌先落地，脚后跟再慢慢落地，然后重心移向另一条腿，左右交替进行。一般每天锻炼1～2次，每次约10～20分钟。

快步行走。每个月大步流星地走6次，每次30分钟，可以大大降低过早死亡的危险。即便把遗传方面的因素考虑在内，这个方法也十分灵验。研究表明，与一天到晚坐着的人相比，疾行者过早死亡的危险要少43%。在非洲有一个叫玛萨的民族，尽管他们常吃高脂肪食物，但却很少有人患心血管病，体力也很强，究其原因，原来他们生活中有快步行走的习惯。有人对世界长寿村的百岁老年人进行过调查，发现他们大都是善于走路者。多运动，多走路，不仅使腰和腿的肌肉结实，双腿有力而灵活，而且会使全身器官功能得到锻炼，变得强壮。这是因为走路时人体大部分肌肉骨骼都参加了活动，血液循环加速，肺活量增加，肌肉的能量、物质代谢率提高，从而使人的肌肉发达，心肺功能改善，减少各种疾病的发生。步行锻炼身体，从古至今一直为人们所重视，有关学者指出：“人类衰老首先是从脚开始的”，“一个人的脚力弱，则他的寿命也短”。所以，以步当车，实在是一种防衰延年的好方法。

爬行。徐徐下蹲,两手着地,胸与地面略成平行,手爬脚蹬,缓缓前进。可增加头部供血量,减轻心脏负担,对颈椎病、腰腿痛、下肢静脉曲张等多种疾病有疗效。

水中跑。实践表明,长期坚持水中跑锻炼,能促进新陈代谢,加快体内糖元分解,防止脂肪的过分堆积,由此很多人视之为一条减肥的有效途径。

倒吊悬挂。该锻炼法与常态的直立悬垂相反,它是将双脚挂在一定高度的铁杠上,做头下脚上倒吊悬挂,每天若倒吊 4～8 分钟,经一段时间锻炼后,其腰部肌肉富有弹性,脑组织营养得到改善,从而达到缓解脑神经紧张疲劳,防治腰背骨关节病痛之目的。值得提醒的是,患有心脑血管疾病者,不宜此项锻炼,以免发生意外。

赤脚走。相对于穿鞋活动、行走而言,光着脚活动是一种有益健康的运动。由于脚底有着与内脏器官相联系的敏感区,脱去鞋袜赤脚活动,就能使脚底肌肉、穴位更多地接触凹凸不平的泥石地面,使敏感区受到刺激,将信号传人相对应的内脏器官及与之相关的大脑皮层,以调节人体全身各部分功能,最终达到疏肝健脾、抗衰强身、康复防病之功效。

垫足。自感疲劳过甚而难以入睡时,把脚垫高 30 厘米左右,能促进血液循环、起到解乏、安眠的作用。

伸腿。两脚麻木时,可将双腿放在桌下尽量伸直,坚持 8～10 秒,然后坐直,轻摇腿部 8～10 次,重复做 4～6 次即可见效。

腿部健美防衰法

有修长、均匀、健美的腿,不仅运动起来格外轻快有力,而且会给人带来美感,也有利于防衰延年。

粗大腿的女性,可仰卧,竖起双腿,在空中做蹬自行车的动作,数至 50 结束。然后慢慢将双腿放下。跪姿,两臂向前伸,先向双脚的左侧坐下,然后慢慢跪起,再向双脚的右侧坐下。与此同时,双臂要随之反向摆动。每侧练习 10 次。俯卧,双手于背后相握,两脚相交。然后伸直双腿并尽力抬起,再放下。做 20 次。端坐,双手向后撑地。两腿伸直,然后抬离地面约 60 厘米。两腿悬空尽力分开,再迅速合拢。然后慢慢放下。做 7 次;并拢双腿成跪姿。直背,双臂自然下垂;然后上身尽可能后倾,再复原。练习时背部要始终挺直。做 6 遍。直立,双手相握举过头顶,头自然后仰,然后两腿交替尽量高抬,再放下。注意膝部要保持绷直。每条腿练习6次。

两臂下垂，一腿膝下蹲，背部保持挺直，另一腿向后伸，直至与地面平行；或者在同一位置，另一条腿向侧面伸直，直至与身体成90度角，试着在每一条腿上做3组（每组10次）这种运动。这种锻炼也可以在身体站立时进行。一腿站立并保持身体挺直，另一条腿向侧面伸和向后伸，尽量使大腿平直且与地面平行。伸腿运动也可侧身进行，在床上或地板上身体平直地侧卧，一腿紧靠地板，另一腿向上抬起，直至该腿与身体成45度角，然后将上腿以45度角支撑在一个桌子或椅子上，再抬起靠地板的腿使其与上腿并拢。这种锻炼能增强大腿的内外侧肌肉，而不是像以往只锻炼外侧肌肉，从而保持了大腿的平衡性和对称性。

小腿肥胖的人，右脚踩在台阶上，左脚踩在地面上，身体微向下蹲，膝盖弯曲时，不可超过脚尖；然后换脚做。20次为一组，左右脚各做2组。这两步的效果在于美化小腿，减少腿部赘肉。

站立，向前大跨一步，直至后膝离地面15厘米左右，然后再向前迈另一腿。开始时最好每腿做两组，每组10次这种动作。然后逐渐增加次数。与其他的锻炼一样，可以先慢一些，并让两腿都得到同等程度的锻炼。这种锻炼的好处是，可以改变肌肉的松弛状态，在外形上显得更健美。

双手执哑铃平举肩上或自然下垂，缓慢深蹲起立或半蹲起立，这一运动可以锻炼腿部线条。

端坐在椅子上，胸部直立，两腿并拢缓慢前踢、放下，做时给小腿加适当阻力，可以捆绑适量重物。

坐在有椅背的椅子上，腰要挺直，背靠椅背，将枕头放在两腿之间，用力夹紧枕头，维持姿势7～8秒，然后放松，此动作做15次。

双腿屈膝，伏在地上，背脊向天，双手支撑上身，提起右脚，保持7～8秒，脊骨与臀部要保持笔直。左右脚交替练习，各做15次。

小腿过粗的人，可将足跟提起，用脚尖走路；足跟不着地跳跳绳；从沙坑里连续向上跳；手叉腰，交替把双脚尽量向前和向后踢；肩负重物原地弹跳。

每天坚持用冷热水交替浸泡，即用冷热水轮流浸泡踝部，可以使踝部圆润，筋肌活动有力，如果泡后用绷带缠绕踝部睡觉，第二天再解下，对踝部、弧形肌的健美更有帮助。坚持洗澡后按摩，洗完澡后，将润肤液涂于掌心，然后按摩、揉擦大腿、小腿和踝部，能达到使腿部脂肪减退，肌肉发达的效果。

直立，两臂平行于身体两侧，抬左大腿，小腿自然下垂并划圈。然后换腿做同样练习。每条腿划圈10次。

直立、双手叉腰，两腿交替前摆，并注意保持伸直。每条腿做10次。

仰卧，双腿屈膝，两臂平伸于身体两侧，右小腿上摆，使右腿与地面垂直，而后将小腿重新放下，做20次。接着换左腿练习20次。

原地跑，同时两脚的脚跟交替向后击臀部，然后做高抬腿跑。各练习10次。

双腿原地跳跃，右脚稍向左跳，同时左腿略屈膝，且双臂随之轻松地向左摆动。随即换左腿向右跳，同时双臂右摆。各做30次。

仰卧双腿曲，双脚着地，两脚间距约为10厘米，然后两腿相击，做30次。

膝部锻炼及防护法

运动学专家认为，增强膝部肌肉的力量是防止膝关节损伤的最有效的好方法。

静止半蹲练习，俗称“骑马蹲裆式”。两脚分开与肩同宽，膝半蹲，挺胸拔背，自由呼吸，保持静止不动1～3分钟，连续做3～4次。开始可先采用靠墙静止半蹲练习。

深蹲练习。两脚分开同肩宽，缓慢下蹲和站起，站立时脚跟要离地，使膝关节得到充分伸展。必要时可扶着墙壁，保持身体平衡和呼吸通畅。

负重伸小腿。仰卧，小腿垂在床沿边，踝关节负重500～1 000克，缓缓将膝关节伸直，保持3秒钟后放下，重复做30～50次。

跑步时姿势要正确，目的是尽量减轻跑步时膝关节承受的振动及压力。如跑步开始时步子不要太大，膝关节不宜抬得过高，这样落地时可减轻对膝关节的振动和负荷。同时，脚落地不要过猛，应前脚掌先落地，也可以利用脚弓的弹性来缓冲落地时的振动，而不要脚跟着地。

跑步的运动量要适宜，开始时速度宜慢，适应后再逐步加快。每次跑步要适可而止，也可走跑交替。尤其刚参加跑步锻炼者更要注意不要一下子加大运动量，以免膝关节负担猛然加重。

跑步要选择路面平整、较松软的场地，尽量避免在坚硬的、路面不平的场地或碎石路上跑步。跑步时应穿鞋底较厚的运动鞋。跑步前做好膝关节的准备活动，跑步后要对膝关节进行放松按摩，并注意防寒保暖。

第14招　健身保健防肾衰

长寿，是人类自古以来对生命的美好愿望。然而遗憾的是，在现实生活中，能超过百岁的老寿星毕竟是屈指可数的。有不少人刚达不惑之年，已经出现了早衰现象。经实验测定显示，肾亏或肾气过早衰退的人，可呈现内分泌系统功能衰退、免疫功能衰退，并可影响其他内脏器官的生理功能，出现提早衰老的现象。

补肾防衰法

饮食宜清淡，营养宜丰富，多食补气食物，少吃耗气伤阴之品。饮食中宜少放盐，比一般口味为淡，每日用盐量最好不要超过5克；以蔬菜为主食辅以植物蛋白质和动物蛋白质，植物蛋白以豆制品为代表，动物蛋白以瘦肉、鸡肉、蛋、鱼类等为主。蛋白质的摄入量因人而异，一般以进食后腹部不胀为原则。若食用各种蛋白质后8～12小时左右出现腹胀、放屁，表示机体对蛋白质消化不良；可加用多酶丸同服，或减少蛋白质的食用量。多饮矿泉水对慢性肾炎的恢复也有很好的帮助，亦可饮用麦饭石。常用补肾的食物和中药主要有：

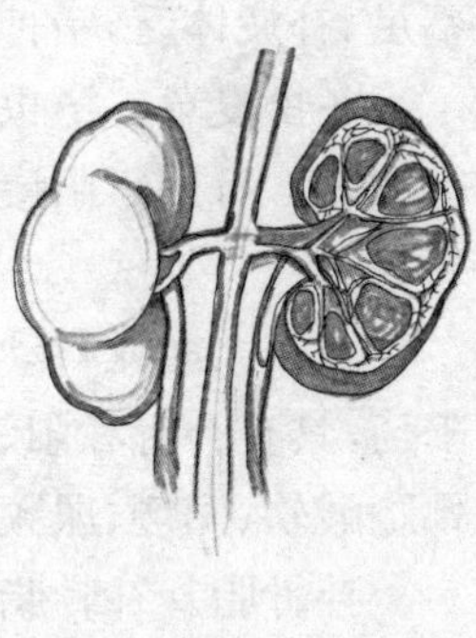

核桃。核桃富含脂肪、蛋白质、糖类、多种维生素和钙、镁、锌、碘等元素，具有强神健脑、补肾益精、润肺定喘、乌发润肤和强筋壮骨等功效，可用于老年人须发早白、肌肤枯燥、大便燥结、肾虚咳嗽、腰痛脚软、阳痿遗精、小便频数等。

栗子。栗子具有补肝肾、益气、强健腰脚等功效。适用于老年肾亏、小便频数、大便滑泄、腰酸腿软者食用。

莲子。莲子具有养心益肾、补脾润肠、轻身益气、强身乌发等功效。适用于中老年脾虚久泻食欲不振者食用。

黑豆。黑豆具有补肾强筋骨、暖肠胃等功效。黑豆最突出的作用是润泽肌肤，乌须黑发，是价格低廉的滋补强壮品。

黑芝麻。黑芝麻具有滋养肝肾、润肠通便、养血乌发等功效。适用于高血压、慢性神经炎及病后虚弱、头昏腰酸者食用。

枸杞子。枸杞子含有氨基酸、生物碱、甜菜碱、酸浆红素及多种维生素，还含有多种亚油酸。枸杞子具有补肾益精、滋阴补血、养肝明目、润肺止咳、壮精助阳、生津润肺、抑制癌变、降低血压、防止动脉硬化和延缓衰老等多种功效。可用于肝肾阴虚所致头晕目眩、视力减退、腰膝酸软、遗精消渴等症，对糖尿病、高血压、高血脂症均有一定治疗作用。很多保健养生的药物中都含有枸杞子。

五味子。五味子具有敛肺滋肾、生津敛汗、涩精止泻、宁心安神等功效。对年老体衰常见的头晕眼花、失眠头痛、心悸乏力、神经衰弱等均有改善作用。

鹿茸。鹿茸具有补肾壮阳、强筋壮骨、益精补血等功效。可用于老年人肾阳不足、精血亏虚引起的畏寒肢冷、小便频数、腰膝酸痛、阳痿遗精、精疲神乏等。一般用鹿茸 6 克、山药 60 克，分别切成薄片浸泡在 500 克白酒中，封固半个月后可饮。每次 50～100 克，每日 1～2 次。

紫河车(即健康人的干燥胎盘)。将健康产妇娩出的新鲜胎盘剪去羊膜及脐带，反复冲洗至去净血液，蒸或置沸水中略煮后干燥即得，用时破成小块或研成细末，属温性补阳药，具有温肾补精、养血益气、延缓衰老等功效。可用于老年人精力不足、补疲体乏，精神恍惚、步履艰难、记忆力衰退等。

冬虫夏草。冬虫夏草属温性补阳药，药力平缓，具有益精气、补肺肾、止血化痰等功效。可用于阳痿遗精、腰膝酸痛、久咳虚喘，劳嗽痰血、病后体虚不复或自汗畏寒等。

海马。海龙科动物线纹海马、刺海马、大海马等除去内脏的干燥体，属温性补阳药，具有补肾壮阳、活血散结、消肿止痛等功效。可用于抗衰老、抗疲劳、老年人腰膝酸软、阳痿、尿频、遗尿等。

补骨脂。补骨脂属温性补阳药，具有补肾壮阳、固精缩尿、温脾止泻等功效。可用于脾肾阳虚、阳痿遗精、早衰、腰肌劳损、便溏纳呆、小便频数、虚寒哮喘等。

杜仲。属温性补阳药，具有补肝肾、强筋骨、安胎等功效。适用于老年肝肾不足引起的腰膝酸痛、痿软无力及虚寒尿频等。

人参。人参具有抗疲劳、抗衰老、促进生长发育、增强机体免疫等功效。人参服法很多,可研末服,每次 0.5～1 克,每日 2 次。也可切成薄片含化咽下,或将人参片放入小壶中,用开水浸泡,代茶饮。

阿胶。阿胶是用驴皮熬制而成的胶质块,也叫驴皮胶。具有滋阴补血、止血安胎、益气补虚等功效。一般是将 500 克阿胶与 750 毫升黄酒同置于瓦罐或搪瓷杯内,浸泡软化后加入冰糖,隔水炖 2～3 小时,每天早晨用开水冲服 1 匙。

荷花粥。将粳米 100 克洗净加水煮粥。粥好后,加入荷花末 10～15 克和少许白糖煮二三沸即可食用。荷花粥具有清心益肾、乌须发等功效,是镇心益色、驻颜轻身、抗衰老之良药。常食之可面色红润、容光焕发、延年益寿。

蒲公英色拉。蒲公英是消除疲倦的灵丹妙药。这种野菜含有维生素 B 和维生素 C,以及含有苦味的蒲公英素和其他高效物质,能促进肝和肾的活动,从而能使人精神起来。蒲公英可以新鲜时做色拉吃,晾干后泡茶饮。

龟板。龟板属寒性补阴药,具有滋阴潜阳、益肾健骨、固经止血、养血补心等功效。可用于阴虚盗汗、骨蒸劳热、腰脚痿弱、失眠健忘、心虚惊悸、神经衰弱等。

保肾按摩防衰法

两手按摩腹部,两手一齐按摩,以顺时针和逆时针各按摩 100 下。双手握住睾丸和阴茎向上提拉 100 下,然后左手握住睾丸,用右手按摩 100 下。用双手食指按摩会阴穴(此穴在肛门和阴茎之间)110 下。会阴穴连接大脑、性腺、前列腺、阴茎的神经,按此穴能强化性功能,提高阴茎的勃起能力,以强壮性功能。

握拳按摩两肾,增强肾功能。两个肾像两个小鸡蛋在腰部后两侧,两手握拳向两个肾区同时捣按各 100 下。可增强肾功能。

搓耳、提耳、捂耳、鸣天鼓,用两手掌同时搓揉两耳各 100 下,提耳 30 下,捂耳 10 下,双手掌捂耳用双手指对后脑勺弹击 100 下,名曰鸣天鼓,用此法刺激,可活跃肾脏,有健脑、明目、强肾之功效。

先将双手摩擦发热,然后再用双手摩擦同侧肾区(腰区凹陷处),左右各行 36 次,经常摩擦能预防疾病,清除腰痛,防止衰老。

用双手掌把耳朵由后面带动耳廊向前扫,紧接着再回过来时带动耳廊向后扫,此法可激活免疫系统的功能,增强抗病力,可醒脑、补肾、调和阴阳。

双手握成空拳,以食、拇指沿耳轮上下来回摩擦数十下,使至冲血发热,此法有保肝、补肾等作用。

祖国医学认为,人的发育、成长及衰老过程皆受五脏左右,其中起决定作用的是肾脏。人在直立体位中腰部起着重力传导的枢纽作用，扭转腰部有强腰健肾之功效；简要方法为：站立，两脚开立同肩宽，两手叉腰，拇指在前，其余四指在后按肾俞穴（第二腰椎棘突下，左右旁开 1.5 寸），腰部缓缓左右转动，至腰部感到发热为止，每日早晚各一次。

脚掌被称为人的“第二心脏”，因脚掌上有经络和穴位，与大脑、全身脏器相连，经常按摩脚心，可使脚部温暖，活跃肾经内气；简要方法为：每晚用 45℃～50℃的热水洗脚 15～20 分钟后，擦干后将双手搓热，用手指按摩脚心，每次 10 分钟，使局部皮肤发红发热为止，日久会起到益精补肾、强身健体的良好效果。

益肾固本按摩法

人到老年，随着肾中精气的逐渐衰减，性机能和生殖能力随之衰减、丧失。形体也就逐渐衰老，出现腰痛、耳鸣、牙齿松动、记忆力减退、性功能低下等衰老症状。重视益肾固本是延缓衰老的治本之法。人到老年，无论有无明显的衰老症状，保护肾中精气的充盛都是首要任务。这里介绍一些益肾固本按摩法。通过对肾区、足少阴肾经太穴及相关穴位的按摩，达到益肾固精，延缓衰老的目的。

推擦腰部。取坐位，以两手掌或掌根置于腰部并贴附于上。上下来回推擦 50～100 遍左右。至腰部有温热感。

叩击腰部。取站立或坐位，两手半握拳，交替上下叩击。腰部各 30 次（妇女经期、孕期不可施用）。

按揉命门。位于腰部第二腰椎棘突下。取坐位或站立位，两手叉腰，虎口向下，以左手或右手的中指指腹按揉命门穴半分钟。

按揉气海穴。位于腰部第三腰椎棘突下，旁开 1.5 寸。以一侧手中指指腹按揉气海穴半分钟。

按揉关元穴。关元穴位于腹部，脐下 3 寸。以一侧手的中指指腹，按揉关元穴半分钟。

推擦双耳。两手横放在两耳廓上，手心贴在两耳上，五指向后，均匀用力向后推擦，回手时将耳背带倒再向前推擦。两手往返交替按摩，至两耳发热为止。

隔头挽耳。以左手臂弯曲。从头顶上绕过拉右耳向上 14 次，再以右手臂弯曲从头顶上绕过拉左耳向上 14 次。

按揉三阴交穴。取坐位，将左侧小腿搁于右侧大腿上，以右手拇指指尖，按揉左侧三阴交穴半分钟，至穴位部位出现酸、胀感。以同样方式，以左手拇指指尖按揉右侧三阴交穴半分钟。

推擦涌泉穴。涌泉穴是肾经的第一个穴位，位于脚底前 1/3 正中处。取坐位，将左脚搁置于右侧大腿上。以右手大鱼际由足跟方向向脚趾方向推擦涌泉穴 100～200 次。再以同样的方式用左手大鱼际推擦右脚涌泉穴 100～200 次，至脚心出现明显的温热感。

强肾健身防衰法

一个人身体是否健壮，与肾的强弱有关。当寒冬到来时，人体需要有足够的热量以御守。如果肾的功能亏虚，就会出现头晕、心慌、气短、腰膝酸软、乏力、小便失禁或尿闭等症状，这就是肾阳虚。还有的人由于体内津液亏少，滋润、濡养等作用减退，表现为形体消瘦、腰膝酸软、眩晕耳鸣、口燥咽干、潮热颧红、盗汗、小便短黄等，此为肾阴虚。养肾纠虚的方法很多，如多晒太阳、饮食疗法、选服补品等。但通过运动养肾纠虚是一种最值得提倡的积极措施。这里介绍一些简单易学的强肾健身法，经常练习，有补肾固精、壮腰膝、通经络的作用。

端坐，两腿自然分开，与肩同宽，双手屈肘侧举，手指伸向上，与两耳平。然后，双手上举，以两肋部感觉有所牵动为度，随后复原。连续做 3～5 次为一遍，每日可酌情做 3～5 遍。做动作前，全身宜放松。双手上举时吸气，复原时呼气，且力不宜过大、过猛。这种动作可活动筋骨、畅达经脉，同时使气归于丹田，对年老、体弱、气短者有缓解作用。

端坐，左臂屈肘放两腿上，右臂屈肘，手掌向上，做抛物动作 3～5 遍。做抛物动作时，手向上空抛，动作可略快，手上抛时吸气，复原时呼气。此动作的作用与第一动作相同。

端坐，两腿自然下垂，先缓缓左右转动身体 3～5 次。然后，两脚向前摆动 10 余次，可根据个人体力，酌情增减。做动作时全身放松，动作要自然、缓和，转动身体时，躯干要保持正直，不宜俯仰。此动作可活动腰膝，益肾强腰，常练此动作，腰、膝得以锻炼，对肾有益。

端坐，松开腰带，宽衣，将双手搓热，置于腰间，上下搓摩，直至腰部感觉发热为止。腰部有督脉之命门穴，以及足太阳膀胱经的肾俞、气海俞、大肠俞等穴，搓后感觉全身发热，具有温肾强腰、舒筋活血等作用。

双脚并拢。两手交叉上举过头，然后，弯腰，双手触地，继而下蹲，双手抱膝，默念“吹”但不发出声音。可连续做十余遍。常练上述功法，有补肾、固精、壮腰膝、通经络的作用。

护肾保精防衰法

调摄精神。肾脏疾病的形成与精神因素有密切关系，因此，在精神上要乐观、豁达，不要老是不愉快，只有精神舒畅，气血才能正常运行。生活有规律，睡眠充足，劳逸结合，冷暖适度，以保持肾脏有良好的血液循环。

合理饮食。肾脏本身需要较大量的蛋白质和糖类，选择高蛋白、高维生素、低脂肪、低胆固醇、低盐的食物，有利于肾脏，如瘦肉、鱼类、豆制品、蘑菇、水果、蔬菜、冬瓜、西瓜、绿豆、赤小豆等。另外，适当配用一些碱性食物，可以缓和代谢性酸性产物的刺激，有益肾脏保健。高脂和高胆固醇饮食易产生肾动脉硬化，使肾脏萎缩变性，高盐饮食影响水盐代谢。低胆固醇、低脂肪、高维生素的饮食都是保肾饮食。

适量饮水。肾脏的主要功能是调剂血液中的水分，如果血液中水分过多，则排尿快而多，过少则慢而少，所以每日每次不能饮水太多、太快，尤其夏天的冷饮不能多饮，因为饮水之后几乎全部吸收到血液中去，不仅增加心脏负担，也增加了肾脏的负担，一般说每人每日约饮水 8 杯，每隔适当时间慢饮半杯或 1 杯，以使血液中的水分保持平衡，帮助人体把新陈代谢的废物排出体外，减低有害物质在肾脏的浓度，避免肾脏受损。

腰部热敷。取仰卧位，用热水袋垫于腰部，仰卧 30～40 分钟，使腰部有温热感。可松弛腰部肌肉，温养肾脏，增加肾血流量，每日可做 1～2 次。

腹压按摩肾脏。取坐位，吸气之后用力憋气 3～5 秒钟，同时收缩腹肌增加腹部压力，如此反复有节奏地进行锻炼，此法利用腹压的升高和降低来挤压按摩肾脏，对肾脏是一种具有节奏性的冲击，有补肾固精、通经活血之效。

春天补肾。首先要注意阴阳协调，精气同补；其次是兼顾各脏腑的调理，使整体机能同步提高；第三是不燥火；第四是补中有泻，将冬天积累下来的有害物质疏泄出去。可采用药物来调养，如健雪牌梅花鹿茸血就符合上述几点要求，是春季补肾壮阳的首选中成药。长期服用不伤身体元气，适用于治疗阳痿、肾寒、早泄、性功能减退、倦怠、腰酸、尿频、失眠、耳鸣、发落齿摇等男女肾虚症状。

冬季养肾。人体内的阳气发源于肾。因为肾是主管生殖机能的，同时肾又是贮藏营养精华的脏器，所谓“肾藏精”，就是说肾是机体营养的供给者。当寒冬到来之时，人体需要有足够的能量以御寒，倘若肾功能虚弱，自然就会出现“阳气”虚弱的现象。所以，冬季养肾，是中医养生保健的传统思想。

浸泡双足。经常用温水浸泡双足，并用手搓擦按摩足底、足趾及足后跟，有祛湿固肾之功，亦可促进足部乃至整个下肢的血液循环，有助于安眠、降血压、醒脑明目。

晃腰运动。肾功能不好者，经常晃腰，锻炼腰腹肌，可以增强肾功能。晃腰时团坐床上，上身稍稍抬起，双腿回蜷，双手抱膝，用力向左右摆动，两脚也随之左右摆动，以带动腰部向两侧晃动，每天早晚各做20次。

睡眠摩腹。在睡前分别搓擦腰部和足心，可暖肾固腰，减少夜尿，并能帮助入眠；躺下后以手摩腹，可健脾助运、理气导滞，对防治腹泻、便秘皆有助益。

提肛运动。常提肛能防尿频、防便秘，固肾壮阳。每次提肛在50次左右。

囊常裹。以两手兜外肾，闭口调息，可养肾气，固肾强腰。

转腰运动。两手背放在腰上(肾俞穴)，以腰为轴使上体旋转，左右各转6次。其功效在于壮腰、补肾、益气。

摩擦睾丸。睡前或起床前，轻握阴囊，另一手轻摩睾丸，双手交替，各行81次，可调整内分泌系统的功能，强身防衰老。

节欲保精。精为人身三宝之一，保精是强肾的重要环节。在未婚之前要防止“手淫”，已婚则需节欲，绝不可放纵性欲。自古就有“强力和入房则伤肾”之说。所谓伤肾实由失精过多引起。因此，节欲保精，是强肾的重要方法之一。

谨防受凉。避免身体受寒受冻，以致肾脏肿胀不能排尿，时间稍久即可引起手、足、眼皮以致全身浮肿。

刺耳强肾。与肾脏有密切关系的穴道是耳朵，刺激耳朵可强化肾功能。其方法有两种：一种是用双手由耳后向前挥去，可听到沙的一声，这个动作做20次，可强化肾脏功能。另外一种方法就是双手盖住耳朵，食指叠在中指上，然后“啪”的一声，食指用力向前拍打耳朵，同样重复20次，

排便技巧。在排放大小便时，要闭口咬齿，有强肾固齿之功，并于大小便后，最好收提会阴数次，可固肾益气，可防治脱肛、痔疮等疾患。另外，大小便不可强忍。

保肾锻炼。适当运动，运动增强体质，提高身体免疫功能和抗病能力，对肾脏起到保护作用。可做按摩腰眼及腹压运动。按摩腰眼即是用双手握拳，以拳背由轻到重地按摩腰眼，可起到强身、壮腰、健肾的作用；腹压运动即由吸气之后用力憋气3～5秒钟，同时收缩腹肌增加腹压，然后呼气，松弛腹肌减小腹压(40～60秒钟)，如此反复有节奏地进行锻炼。但也不宜运动过度，防止腰部受冲击使肾脏受损伤。身体太瘦的人，要经常作腰腹肌锻炼，使这些肌肉发达，以防肾下垂，同时常用擦热的手掌摩擦腰部(肾脏所在部位)，使之发热，这不仅可防止腰痛，也能增强

肾脏的机能。

保持小便通畅。小便通畅，在维持体内水液代谢平衡中起着关键性的作用。小便代谢障碍，会增加肾盂和肾实质发炎的机会，还可以发生尿中毒或其他疾病。因此，要积极防治影响小便功能的疾患。服用某些易结晶的药物，如磺胺类药物，宜多喝水，并同时服用苏打，使尿液变成碱性，以免沉淀结晶。有尿意时应即入厕排尿，不要强忍，以免积聚体内而造成中毒。

预防尿路感染。由于老年人肾脏血流量不足、抗病能力下降，故尿路感染的发病率随着年龄的增长而增加。男性的前列腺增生、女性的盆腔感染均易引起尿路感染，所以应及时发现并给予治疗。同时，搞好个人卫生，养成良好的排尿习惯，不要强忍小便。

控制好血压。老年人肾动脉常有内膜增厚现象，而高血压病会加速内膜增厚，继而影响肾脏的功能。因此，患有高血压病的老年人应在医生指导下，进行正规、系统地治疗，按时服药，将血压控制在一个稳定的范围。

药物保健。体质虚弱者，可根据具体情况，辅以药物保健。肾阳虚者，可选用金匮肾气丸、右归丸等；单味药，如鹿茸、海马、紫河车、巴戟天、冬虫夏草、核桃肉、肉苁蓉等。肾阴虚者可选用六味地黄丸、左归丸等；单味药，如枸杞、楮实子、龟鳖等。阴阳两虚者，可选用全鹿丸、二仙汤等；单味药，如何首乌、山药、黑芝麻等。药物保健的要求，应做到阴阳协调，不可偏执。

慎用损肾药物。人的肾脏相当敏感，对许多有毒物质非常敏感，对药物也不例外。磺胺类药、链霉素、庆大霉素、卡那霉素均对肾脏有一定的损害作用，老年人应慎用。若病情确需要用，也应在医生指导下谨慎使用。

预防肾功能衰竭法

人体有左右两个肾，是制造尿液的器官。肾脏的功能主要是通过生成尿，保留对人体有用的物质，排泄体内的废物和毒物，调节人体内的水分、电解质和酸碱平衡，从而保持体内环境相对稳定。慢性肾功能衰竭（以下简称慢性肾衰）是发生在各种慢性肾脏疾病晚期的一个临床综合症。据国外资料，每百万人口中，每年约有100～150人发生慢性肾衰；我国估计为90～100人。虽然随着医学的发展，医疗技术的不断进步，慢性肾衰患者可通过血液透析以至肾移植，延长生命，但到目前为止，还没有能够使肾功能恢复的治疗方法，仍是严重危害人体健康和生命的痼疾。怎样预防慢性肾功能衰竭呢？

早期预防，即一级预防，是指在慢性肾衰发生前的病因预防。根本的措施是，对肾脏病要及早普查；积极预防或者控制肾脏病及可能累及肾脏的疾病，有效预防或治疗这些原发病，可以阻止或延缓慢性肾衰的发生。

发病期的二、三级预防，即延缓慢性肾衰的发展。根本的措施是，积极配合医生的治疗，减少或避免某些促进肾衰的诱因，或能及早发现并加以纠正；做到合理饮食，低蛋白或低磷饮食能够使大多数慢性肾衰患者的病程减慢，甚至暂时停止肾衰进展；还要控制血压和降低血脂；在控制脂肪摄入量的同时，可进行适当的体力活动，并注意保持合适的热量摄入。

有益肾脏的食物有：冬瓜、南瓜、黄瓜、丝瓜、荠菜、大白菜、苋菜、油菜、菠菜、芹菜、西红柿、水萝卜、金针菜、梨、苹果、桃、草莓、葡萄、香蕉、橘子、红枣、柿子、板栗、海参、牛奶、鸡蛋、豇豆、黄豆及其制品、红豆、玉米、芋头、鲤鱼等。

肾功能不全者保健法

自然地多饮水，保证每天的尿量在 2 000 毫升以上，这样就可能将体内的“垃圾”排出体外。

限制蛋白质摄入量。可多吃些牛奶、鸡蛋、麦淀粉、土豆、山芋等，少吃猪肉、牛肉、鱼、米饭。

减轻工作强度，避免受凉、受湿和感冒。一旦发生感冒，要及时诊治；出现尿毒症症状者，除及时治疗外，还要卧床休息。

慢性肾功能不全是能够治疗的，即使到了尿毒症病期，经过“洗血”或肾移植，完全可以恢复轻工作和正常的家庭生活，预后也比较好。因此应树立信心，保持乐观情绪。

60 岁以上的人应每年查 1～2 次肾功能，已经被医师诊断为慢性肾炎者，更应经常检查。这对及时发现慢性肾功能不全是十分有益的。

第 15 招　运动饮食防心衰

人若长期居住在阴暗潮湿的环境，或在气候易变的冬春季节，或居住拥挤，起居无节，可导致风湿性心脏病；长期在高温下工作、居住的人，机体新陈代谢增加，心脏负担加重，易患心脏病；长期在高原居住的人，血氧饱和度降低，组织供氧不足、缺氧引起肺血管痉挛、肺动脉高压、右心扩大、衰竭或心律失常，均属于慢性肺心病；警惕恶劣情绪对心脏的侵袭。平素一定要防止情绪大起大落，应宽容大度，性格开朗，乐观，安神定志，这样有利于预防心脏疾病的发生。

食物养心防衰法

心脏饮食保健的基本要求是营养丰富，提倡吃清淡、易消化、含丰富蛋白质、低脂肪、维生素、微量元素和低盐饮食，如鱼、虾、瘦肉、豆制品、蔬菜、瓜果等，少吃肥肉和动物内脏，以减少脂肪和胆固醇的摄入。在饮食中宜适当食用植物蛋白、牛奶、瘦肉之类，并选用一些能降血脂的食物，如大豆、蘑菇、花生、生姜、大蒜、洋葱、茶叶、酸牛奶、甲鱼、海藻、玉米油、山楂、蜂王浆等；少吃含胆固醇高的食物，如蛋黄、猪脑、猪肝、蟹黄、鱼籽、奶油等；应提倡混合饮食，这样维生素和微量元素吸收才比较广泛，饮食中要适当多选食谷类、豆类等，并多食绿叶蔬菜和水果。低盐饮食对预防心血管疾病大有好处，钠盐食盐食用过多，会增加心脏负担，又易引起高血压等，故以清淡饮食为宜。总之，科学配膳是预防心血管疾病的重要环节。

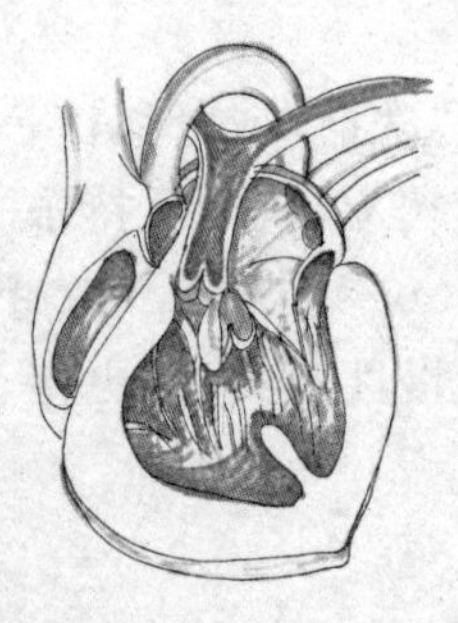

凡刺激性食物和兴奋性药物，都会给心脏带来一定的负担，故应戒烟少酒，不宜大量饮浓茶，辣椒、胡椒等物亦要适量，对于咖啡因、苯丙胺等兴奋药物亦须慎用。

由于一次喝大量的水或饮料，会迅速增加血容量，增加心脏负担。年高或心脏功能欠佳者，尤其应注意。一般而言，每次进饮料不要超过 500 毫升，可采取少饮多次之法。

为了使心脏“长寿”，首先要注意饮食成分及数量的控制，若长期摄入的饮食热量超过身体的需要，容易发生高脂血症及肥胖。正常情况下，成人的体重（千克）应约等于其身长（厘米）减去 105 的差数，即标准体重（千克）＝身长（厘米）－105。体重超过标准 10％时为超重，超过 20％为肥胖。为了预防身体超重，提倡选用清淡和低盐饮食，主食中应配以多种杂粮，多吃富有维生素的蔬菜、水果及豆制品，不要过食动物脂肪及甜食。食素可防止肥胖、心血管疾病和癌症等威胁生命的疾病发生。体重过重也会加重心脏负担。因此，青春期以后应注意避免发胖。控制体重和减肥的方法多种多样，可因人而异地选择。如运动锻炼、饮食减肥等。就饮食而言，即限制总热量的摄入和储存，尤其是晚餐不过量，就餐时间宜稍早，对控制体重是有意义的。

蜂蜜。蜜本是花木的精英，生的则性凉清热，熟的则性温补中，有至纯至粹的味道。滋补药都用白蜜为丸，取蜜和胃润肺的功效。至于食赤蜜会使人心烦，以其味酸者，所以只能作为降火药加以投用。白蜜虽然补脾肾，然而性凉质润，如果脾气不实，肾气虚滑，湿热痰滞，胸闷不宽的人，都须忌用。蜂蜜白如雪膏者效果最好。

腰果。多吃腰果可使精力充沛。腰果不仅有极高的营养价值，还含有丰富的稀有元素镁，能增强心脏、肌肉和神经等的功能。

红薯。红薯中含有维生素 C 和维生素 E。维生素 C 能增强人体对感冒等病毒的抵抗力，而维生素 E 能延缓衰老。红薯中含有丰富的钾，能预防高血压和中风等心血管疾病。

洋葱。洋葱在降低血脂、防止动脉粥样硬化和预防心肌梗塞方面有良好的作用。

山楂。山楂具有加强和调节心肌、增大心脏收缩幅度及冠状动脉血流量的作用，还能降低血清中的胆固醇。

海鱼。海鱼有降血脂的功效，有预防动脉硬化及冠心病的作用。

胡萝卜。胡萝卜具有下气补中、利胸膈、调肠胃、安五脏、调节新陈代谢、强心、降血糖、明目养神等功效，防止呼吸道感染，并有抗癌作用。

冬瓜。冬瓜具有益气解毒、清暑利小便、令皮肤光泽、抗衰老等功效，对动脉硬化、冠心病、糖尿病、高血压及肥胖者，有良好的治疗作用。

银耳。银耳具有润肺生津、滋阴养胃、益气和血、补脑强心以及抗癌等作用。

阴虚发热、心烦盗汗、失睡多梦、虚劳喘咳宜食。

玉米。玉米对高血压、冠心病、动脉硬化有一定的防治作用;并有健脑恢复青春之功能,还能防止大肠癌的发生。

小麦。小麦具有养心血、定神志等功效,心慌失眠、爱出虚汗的人宜常食。

大蒜。大蒜有助于心脏的健康。因为大蒜能使血管扩张,促进血液循环,可强化心脏功能。

茶叶。茶叶有提神、强心、利尿、消腻和降脂之功。常喝绿茶可以防止细胞基因突变、抑制恶性肿瘤生长,降血脂、降血压,防止心血管疾病,还可以预防感冒、龋齿及消除口臭等。饮茶不要过浓。

运动养心法

经常参加运动锻炼,可以增强冠状动脉的血流量,对心脏大有益处。经常参加运动和体力劳动的人,心肌功能要比不活动的人强壮得多。一般认为,太极拳、导引、气功、散步、中慢速度的跑步、体操、骑自行车、爬山、游泳等,都适用于心脏的保健锻炼,具体运动项目要根据各自的实际情况辨证施练。中老年则不宜参加过于刺激的竞技活动。因为过于激烈,心脏负荷量太大,对心脏会产生不利影响。此外,结合运动锻炼还可以做按摩保健。

45 岁左右坚持体育锻炼的人,比不锻炼的人患心脏病的比例要少得多,每天应当锻炼 30 分钟。

先以左手髀骨并肩向前圆转 9 遍,再用右手髀骨并肩向前圆转 9 遍,还用左右髀骨并左右肩向前圆转 9 遍。加至 18 遍,27 遍更好。但要从容和缓地做功,或先慢后快地做功。这个方法能够疏通膏(心尖脂肪)肓(心脏和膈膜之间),使心包络之火得到肾水的调济,能治疗少劳、背痛、胸紧等症。

将两手向前旋舞,又向后旋舞,两脚像白鹭行步一样走路,均不拘遍数。将左手搭在右肩上,右足搭在左膝腕委中而行走;将右手搭在左肩上,左足搭在右膝腕委中而行走。将左手向前停留在腹部,右足搭在左膝盖而行走;将右手向后停留在腰部,左足搭在右膝盖而行走。用两手极力向上托天,两足极力踏地,再以两手向后向下,两足十趾挽起,仰面偃腹,使气下行。蹲下,用两手极力攀起足后跟,使十趾支撑起身体,极力低头至膝下。站起来,将两手相交,掩两臂于胸前胛上,极力摇动数次。这套开郁法适合于治疗因外邪导致的郁气病、心腹胀满、夜间睡觉不宁等症,无病之人也可做功。如果有感冒,须做功至汗出为止。这套功法比起华佗五禽戏来更简便可行。

要强化心脏功能，可仰躺，不用枕头，试着抬起头来呼吸 100 次，如果做得到，表示心脏很健康。

要减轻心脏负担，可用手掌心覆在眼睛上，按压 4 秒钟，然后休息 4 秒，再按压另 1 双眼睛。按压的要领是由轻渐加强，另外不要 1 次按压双眼。这种按压眼部的运动可以减缓心跳的速度。

白领阶层及管理阶层的人，经常会犯心脏病，希望大家经常锻炼。锻炼心脏最有效的方法就是经常走路，锻炼脚力。人老腿先老，老年人要多走步。每天散步 15 分钟，可以加强心脏功能。步行应快慢交替，锻炼腿部肌肉，祛病延寿。快走加快氧气消耗，增强心脏功能，有助于中枢神经兴奋，去除忧郁；慢走可以缓和人脑和身体的紧张状态。快慢交替步行，有张有弛，对身心健康大有裨益。

作一些力所能及的运动，如练气功、打太极拳、坚持自我按摩等，经常锻炼能改善血液循环，防止动脉硬化和冠心病，还能够增加肌肉的力量和关节的灵活性，防止肌肉萎缩和骨骼老化、变脆；此外，多多思考，善于用脑，可以延缓衰老。

经常按压手心的劳宫穴，有强状心脏的作用。可用两手拇指互相按压，也可将两手顶住桌子角上按劳宫穴，时间由自己掌握。

日常养心防衰法

夏季是人的新陈代谢最活跃的时期，室外活动多，活动量也相对增大，加之夏季昼长夜短，故睡眠时间也较其他季节少一些。因而体内消耗的能量多，血液循环加快，汗出得也多。在这个季节，减轻心脏的负担是很重要的，倘若不注意对心脏的保养，很容易使心脏受到伤害。祖国医学的养生理论中，早就有夏季宜养心的说法。因此，夏季应多注意对心脏的保养。

生活在社会之中，首先要有良好的自我意识，承担与自己脑力、体力相适应的工作和学习。正确认识自己，正确对待别人和正确对待客观环境。要热爱生活，同社会环境保持密切联系，建立融洽的人际关系，使精神生活得到互相纠正、互相补充，保持稳定的情绪。

若七情过极，则可使心神受伤。情志变化分属五脏，但总统于心，故应保持七情平和，情绪乐观，避免过度的喜、怒、忧、愁等不良情绪。尤其是大喜、暴怒可直接影响心之神明，进而影响其他脏腑功能。对于生活中的重大变故，宜保持冷静头脑，既不可漫不经心，又不必操之过急，以保证稳定的心理状态。

健康长寿多与开朗乐观为伴，忧郁烦恼总同病夫相随。美国某些医院观察分析，发现因情绪不好而致病的占 76%，患病前精神受创伤者达 63%，并发现，凡喜怒无常、沉湎在个人情感中的人，有 77.3%患癌症、高血压、心脏病等症。

到野外郊区、深山大川走走，散散心，极目绿野，回归自然，让阳光、溪流、绿荫、鸟语、花香、和风荡涤一下胸中的烦恼，清理一下浑浊的思绪，净化一下心灵的尘埃，唤回失去的理智和信心。

与同事、同乡、同学、好友相比，虽说比上不足，但比下还有余呢。及时调整心态，不因小败而失去信心，不因小挫而伤锐气，一蹶不振。找出自己的优势和特长，想想是否都得到充分的发挥和利用了，以便扬长避短。再找找别人的长处，用以取长补短。

想想开心的事、可笑的事，或拿本爱不释手的书，读几段令人开怀大笑或幽默风趣的章节；或干脆去看一场轻松欢乐的影片或优美的抒情片，放松一下紧绷的弓弦，减轻一下精神的压力，冲淡一下心中的烦恼，调整一下前进步伐，都是有益的。

或面见或打电话给知心朋友，就令人开心的话题聊聊天、叙叙旧，或把不顺的心事一吐为快，或结伴逛逛市场，或就令人感兴趣的生活技巧问题如画眉、发型、护肤、衣着等互相切磋一下，或精心烹调几个可口的小菜，把生活调剂得多姿多彩。

一首优美动听的抒情歌，一曲欢快轻松的舞曲或许会唤起对美好过去的回忆，引发对灿烂未来的憧憬，歌声是医治忧郁的灵丹妙药，放几张 VCD 片，对着麦克风引吭高歌几曲，常会把忧愁驱向昨天，把欢乐带给今朝。

美国心脏专家表示，每天爽朗的笑声可以令心脏病消失。美国马里兰大学医疗中心在美国心脏协会的年会上发表报告指出，富有幽默感的人不易患上心脏病。人们应每天抽出一段时间来大笑一场，例如观看充满欢笑的录像，以保障心脏健康。马里兰大学预防心脏病中心主管米勒指出，还不清楚为什么笑会保护心脏。但是精神压力肯定跟心脏血管内的保护性内皮耗损有关。血管的内皮耗损会导致连串发炎反应，令冠状动脉的脂肪和胆固醇的增加，最终会引起心脏病。

情绪是可以互相影响的，当对方情绪激动时，如果能冷静地对待，善意地倾听的话，就会有助于对方慢慢控制情绪，由动变静；对方在盛怒之时，应找出最能吸引他转移注意力的语句，去吸引他思维转移，达到自然下台；对方恼怒升级时，不要与其反唇相讥，等待激动的情绪平息后，再作解释；当对方恼怒时，也不要默不作声，"木头人"的做法，往往令人更加恼怒；假若对方是无理取闹，就要以平静的声调说出事实，做到以理服人。

素洁、朴素，极度的单纯，足以明白天底下的安乐之法，每天务求做到少食宽衣，在白天 12 小时之中，遇到闲暇之时，则要入室盘膝静坐，心无杂念，一念视中。如果能够做到清心寡欲，并长期坚持，就会百病不生。

将心中的疑虑思想全部除去，一切多余的念头，一切不平，一切人间纠葛，对平生所做的恶事的悔悟，都应该放下身心，以自己的天性与所做的事情的天意相合，坚持这样凝神，则自然心君泰然安宁，心地和平，便明白世间万事都是空虚的。终日将心系于这些琐事都是多余的想法。知道自己的身体都是虚幻，祸福都是有无，生死都是一场梦，慨然领悟，顿然明白，那么心地自然清净，疾病自然会痊愈。能如此，即使还没有吃药，病也会痊愈了。这是古代真人以天性和自然法则治心疗病的妙法。

以心经以养心之气。不要思虑过度，不要压抑志气，不要在事情还没发生之时就惴惴不安，或在事情已经过去还念念不忘，这些都会使神明耗散。若用心过度，就会伤及心之气。伤了心之气，就会损伤心之精，则心神不守。

从肾经来养心之精。不要过度纵欲，不要贪恋女色，否则会精不能固。如果纵欲伤肾，就会伤及心之精。伤了心之精，就会伤及心之气，导致肾水抑制不住心火，心君不能安居于肾宫。养生的人，要先视精为珍宝。精满则气旺，气旺则神旺，神旺则身健，身健则少病。

心脏有病应当用呵气吐纳。呵气是肺气，呵气吐纳能使心火宁静，使心神平和。心绪昏乱的人，则多采用呵气吐纳，说明呵气是天然之气，所以，有心病的人应当用呵气吐纳，通过呼吸，散泻心疾。心有病，用大呵 30 遍，细呵 10 遍。这样做可以去心脏劳热、一切烦闷等疾病。如果过度或方法不当则反而会损害身体。

一般而言，床头应比床尾适当高一些，枕头高低适度，对心脏血液回流有益处。心脏功能较弱者，休息时可采取半卧式，这样可减轻心脏的负担。

清晨起床后的几小时是心脏病发作的高峰期。这种现象主要是由于早晨血液黏稠，容易形成血栓，进而栓塞冠状动脉所引起，老年人一般心脏病发病率较高，从而危及生命。老年人在晨练前若喝 1 杯浓度较高的糖水是大有好处的。这样既可缓解体内糖元不足的危机，使血液中的游离脂肪酸浓度不致过度而产生毒性，又可稀释血液，减少血栓形成的机会，降低心脏病发病率。另外，晨练前准备活动要充分，应避免脏器在不适应情况下仓促“上阵”，形成超负荷运转的现象。

保持大便通畅。大便干燥者，切勿用力过猛，每晚可服果导片，或使用开塞露、甘油栓等。可在医生指导下参加适宜的体育锻炼，如散步、打太极拳、练气功等，增强体质。寒冷季节应防止感冒，以免加重心脏病。

老年人大多存在多种虚症，应根据自己体能选用一些补药，常年服用对抗衰延年是有补益的。城市内流行的各种成品补药很多，应根据医嘱适当选用，如能坚持服用黄芪、枸杞子、灵芝、当归等价廉补品也可获效。补钙是每位老年人必须认真注意的，人到老年骨密度降低是必然的，除了饮食注意补钙外，还应适当补充钙剂，多吃维生素 E，可防止衰老、动脉硬化，减少心脏病、降脂等，每天至少服 100 毫克，若与维生素 C 同用，还可防止老年白内障。

心脏病家庭养护需注意重点观察面色、呼吸、血压、脉搏、有无心慌、气短、心前区痛、水肿等情况，发现异常及时请医生处理；用药的品种、数量、次数都应严格遵照医生嘱咐执行，切勿自行更改，以免影响疗效或引起不良反应；适当休息可减轻心脏负担。如何安排休息应视患者病情而定。恢复期患者不宜长期卧床，可适当的活动，但不宜做繁重的家务；避免情绪激动，尤其是冠心病患者，要防止过喜、过悲、急躁、生气等。

老年人冬季养心法

冬季是老年人心血管病多发季节。由于寒冷刺激，使体内肾上腺素等分泌增加，血管收缩，血压上升，血液黏度增高，循环系统障碍等，从而导致冠心病、心肌梗塞、脑血管意外的发生。

冠心病、高血压病人，必须注意防寒保温。寒流袭来，气温突然下降，就要少到室外去，尤其海边、森林和高原地区的老年人更要注意。

平时要根据自己的身体状况，多参加一些力所能及的体育活动。如散步、体操、打太极拳，用凉水洗脸、擦身等以增强体质和适应气候变化的能力。

避免精神刺激。心脏主司精神意识，又有协调各个脏腑的主导作用。所以一定要避免情志过激。

血压波动大的人，有头痛头昏、胸闷憋气、肢体麻木和走路不稳，要及时到医院治疗。

防治心病妙方

昆明华亭寺里，有一张专治心病的妙方，读来令人目清脑醒。

药有十味：好肚肠一根，慈悲心一片，温柔半两，道理三分，言行要紧，中直一块，孝顺十分，老实一个，阴阳全用，方便不拘多少。

用药方法是：宽心锅内炒，不要焦、不要燥、去火埋三分。

用药时还要忌：言清地浊、利己损人、暗箭中伤、肠中毒、笑里刀、两头蛇、平地起风波。

据说，这个处方是唐朝天际大师石头和尚所开，历时一千多年，不知医好了多少人的心病。有心病者不妨一试。

第16招　养颜排毒防肝衰

肝脏是人体内的“化工厂”，人们平时吃下的各种营养物质都需经过肝脏的代谢处理，从而将营养物质转变成基本的功能活动，尤其是心、脑、肾等脏器的基本功能。因此，肝的健康与否，与长寿的关系极大。可以说，想要长寿，就要养护好肝。

饮食养肝防衰法

春季万物萌生，正是调养身体五脏的大好时机。春季补五脏应以养肝为先。药补不如食补，养肝也是如此。

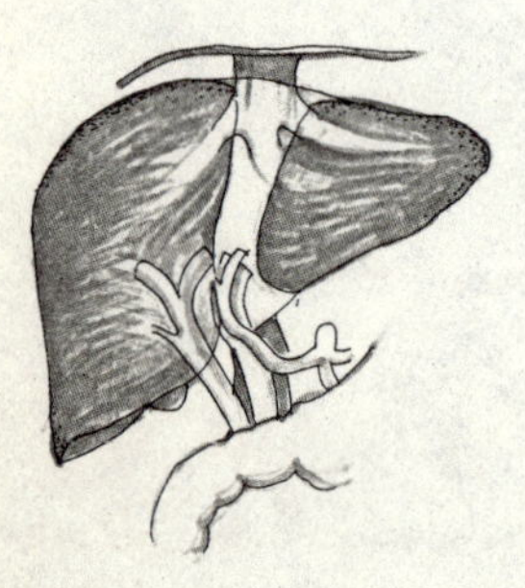

鸡肝。鸡肝味甘而温，补血养肝，为食补养肝之佳品，较其他动物肝脏补肝的作用更强，且可温胃。具体用法是：取新鲜鸡肝3只，大米100克，同煮为粥服食。适用于防治中老年人肝血不足，饮食不佳，眼睛干涩或流泪。老年人肢体麻木者，也可用鸡肝5只，天麻20克，两味同蒸服，每日1次，服用半月，便可见效。

鸭血。鸭血性平，营养丰富，肝主藏血，以血补血是中医常用的治疗方法。取鸭血100克，鲫鱼100克，白米100克同煮粥服食，可养肝血，辅治贫血，同时这也是肝癌患者的保肝佳肴之一。

红枣。红枣具有益气养血、健脾益智等功效，民间有“一天吃三枣，终身不显老”之说。红枣既能滋补养血，又能健脾益气，抗疲劳、养神经、保肝脏、抗肿瘤、增强机体免疫力。特别是用于贫血虚寒、肠胃病的防治十分有效，长期服之可延年益寿。平时可将红枣放入馒头内吃，有养肝功效。

核桃。核桃的主要功效是补肾壮腰、益气养肝、润肠通便，并有影响胆固醇在体内合成、氧化和排泄的作用。

枸杞子。枸杞子具有补肾益精、养肝明目、降低血糖、抗脂肪肝及一定的降压作用，可用于防治糖尿病、高血压、脂肪肝等病症，可单独冲泡或与绿茶一起冲泡当饮料，也可泡入酒中饮用。

黑豆。黑豆具有养血平肝、除热、止汗和降低血糖、胆固醇及一定的解毒作用，可制作成菜肴或煮汤食用。

菠菜。菠菜为春天的应时蔬菜，具有滋阴滋燥、舒肝养血等作用，对肝气不舒并发胃病的辅助治疗常有良效。

酸梅。酸梅属于碱性食物，有助于让体内血液值酸碱平衡，肝火有毛病的人多吃酸梅，不但能降低肝火，更能帮助脾胃消化，滋养肝脏，防老抗衰。

蜜橘。蜜橘可提高肝脏的解毒能力，加速胆固醇的转化，降低血清胆固醇和血脂的含量。

蜂蜜。蜂蜜能润肺止咳，润肠通便，滋养补中，健神安脑，强壮身体，并能保护肝脏，降低血压，防治血管硬化和大便干结。

食醋。醋味酸而入肝，具有平肝散淤、解毒抑菌等作用。肝阳偏亢的高血压老年患者，每日可食醋 40 毫升，加温水冲淡后饮服；也可用食醋泡鸡蛋或醋泡黄豆，食蛋或豆，疗效颇佳。将适量的醋泡黄豆放锅内焙干研面，每服 10 克，每日 3 次，用白开水冲服。平素因气闷而肝痛者，可用食醋 40 毫升，柴胡粉 10 克冲服，能迅速止痛。

胡麻仁。胡麻仁有润燥滑肠、滋肝养肾、降低血糖、增加红细胞容积等作用，并含有丰富的维生素 E，抗衰老效果显著。

日常养肝法

肝脏在人体生命活动中有着极其重要的作用，故要做到人体健美、健康防衰，不可忽视养肝。

精神调养。由于人的精神状态好坏直接影响到肝的疏泄功能，因此肝的保健应重视对情志的调养。减少情志刺激，防止过度的情绪波动是预防肝病的关键所在。人生在世，烦恼之事常会发生，烦恼不可避免，但要善于从烦恼气愤中解脱出来。“怒伤肝”，任何愤怒、抑郁，均是损伤肝脏的重要因素。如果思虑过度，日夜忧愁不解，则会影响肝脏的疏泄功能，影响其他脏腑的生理功能；肝喜疏恶郁，生气发火易导致肝气郁滞不疏,久之即易患肝病。因此,中老年人要学会自我调节,努力做到心平气和,心胸舒畅,乐观开朗,保持好的心态。遇到生气之事,应关照自己,生气不超过3分钟。

经常运动。时常在户外进行适当的锻炼是保肝护肝的最佳方法。锻炼不但可以促进气体交换,有足够的氧和营养物质供应,舒展筋骨,畅通气血,增强免疫力与抗病能力,而且能够加快新陈代谢,有利于肝气疏通。每天可做些广播体操,打太极拳,慢跑步,骑自行车,快慢结合散步,练气功等,这些活动对保肝护肝都是很有益处的。肝硬变前之慢性肝病阶段,不应千篇一律地强调休息。实践证明,患者能正确地对待疾病,保持乐观,振奋精神,适当休息,逐步锻炼,症状能很快获得改善,肝功能逐步好转,以至完全康复。相反有的患者长期休息,甚至完全卧床,反而症状增多,肝功能长期不见好转,甚至恶化。因此,关于休息的问题,必须根据病情作具体分析。活动期病人,应多休息,或以休息为主,辅以轻度活动;非活动期或恢复期,应逐步做到以活动为主,进行有益的体育锻炼,如太极拳、练功十八法、内养导引功锻炼,并从一般活动逐步过渡到半天工作及全天工作,但仍应避免过度疲劳或过重劳动。

睡眠要好。要保持睡眠充足,睡眠时可取右侧卧,略抬高臀部的体位,缓慢做腹式呼吸动作,连续作20～30分钟,每日做2～3次,有利于肝脏休息。春天人们常会出现春困,表现为精神不振、困乏嗜睡,可以通过运动来予以消除,绝不能贪睡,久睡会造成新陈代谢迟缓,气血循环不畅,筋骨僵硬、脂肪积聚,吸收与运载氧的功能下降,毒素不能及时排出体外,导致体质虚弱。

切忌嗜酒。喝酒是生活中的乐事,但不可过量。因为肝脏对酒精的代谢能力是有限的。据分析,每天每千克体重可代谢1克酒精,一位60千克体重的成年人每天也就是可代谢酒精60克,相当于60度白酒100克。过量饮酒可以引起食欲减退,造成蛋白质及B族维生素缺乏,发生酒精中毒,还可导致脂肪肝、肝硬化,急性肝中毒可引起死亡。因此,日常生活中切忌过量饮酒,以免损伤肝脏。

饮食调节。肝脏是人体内最大的消化酶器官,如果暴饮暴食或经常挨饿,都会引起肝功能障碍,或引起胆汁分泌异常,经常吃高脂肪饮食,可能会造成脂肪肝,降低肝功能。因此,一日三餐要平稳适量,切不可吃了上顿忘了下顿。吃食物尽量不要偏食,饮食中的蛋白质、脂肪、糖、维生素、矿物质和水,要保持相应的比例。要适当食用含纤维的食物,高纤维食物有助于保持大便通畅,有利于胆汁的分泌和排泄,这是保护肝脏疏泄功能的一项重要措施。春季饮食宜多吃温补阳气的食物,如葱、蒜、韭菜是益肝养阳的佳品,菠菜舒肝养血。注意补充微量元素硒,多吃富含硒的动、植物食品，如海鱼、海虾、牛肉、鹌鹑蛋、芝麻、杏仁、枸杞子、豇豆、黄花菜等，可提高人体的免疫功能。

多喝新鲜白开水。保健专家建议，喝水应与吃饭一样，定时定量。白开水要保持新鲜，不要喝放置了三四天的，最好是喝当天。每天定量的补水可增加血液循环血量，增进肝细胞活力，有利于养肝和代谢废物的排除。

尽可能少接触有害物。肝脏是机体最大的解毒器官，各种有毒物会伤害肝脏，如铅、汞、砷、苯、杀虫剂、黄曲霉素及某些药物（如镇静剂）等，都可造成肝细胞不同程度的坏死。因此，在日常生活中尽可能避免毒物与身体的接触，慎用或不用有可能会损害肝脏的药物。

慎重用药。避免长期大量服用损害肝脏的药物，如氯丙嗪、磺胺、雷米封、鲁米那类巴比妥制剂等，如因治疗需要，则应配合一些保肝药物及其他综合性保肝措施，以免损伤肝脏功能。

戒怒防郁。人的情志和畅与肝的疏泄功能密切相关。反复持久或过激的情志，都会直接影响肝的疏泄功能。肝喜调达，在志为怒。抑郁、暴怒最易伤肝，导致肝气郁结或肝火旺盛的病理变化。因此，要重视培养控制过急情绪和疏导不良情绪的能力，保持情绪畅达平和。

预防传染性肝炎。预防肝炎是保护肝脏的一项积极、主动措施。其有效的方法是搞好清洁卫生，把好饮食卫生关，同时配合药物防治。在肝炎较多的情况下，可服用预防药物，如茵陈、板蓝根各 20 克，金钱草 15 克，甘草、焦三仙各 10 克，大枣 5 枚，水煎服，每日 1 剂，服用一周，对预防甲肝有良效。

运动养肝法

伸懒腰。清晨，刚刚醒来时，伸伸懒腰，有说不出的惬意，而且对人体大有裨益。经过一夜睡眠，人体松软懈怠，气血周流缓慢，刚醒时，总觉懒散而无力，此时若四肢、腰、腹尽量伸展，全身肌肉用力，并配以深吸气，放松时再深呼气。则有吐故纳新、行气活血、通畅经络关节、振奋精神的作用。伸懒腰后，血液循环加快，全身肢体关节、筋肉得到了活动，睡意皆消。这样也就激发了肝脏机能。此动作，午睡醒后或睡前可以有意识地做 1～2 次。老年人经常做此动作，可增加肌肉、韧带的弹性，具有延缓衰老的作用。

按掌转腰。端坐，两腿分开，两手掌重叠放在两腿间，掌心向下，两臂伸直，用力下按，腰背缓缓向左右转动 3～5 次。这种转动幅度不宜大，只是略转。腰背转动与手掌下按有一种拮抗的力量，转动时，以感觉到这种拮抗力为度。

这种动作的作用与伸懒腰同，均是肢体、腹背用力，可行气血、动关节、通经络，且肝经循环行于两侧肋部，有助于肝经气血畅通。

伸臂翻掌。端坐，两手相握，屈肘置于胸前，分别用力向左右方向拉（即互相拮抗用力），做3～5次，然后，两手在胸前分别向左右用力前后翻掌5～6次。用力拉时吸气，放松时呼气。

养肝坐功。正坐，以两手交互重按大腿，徐徐转身左右各3～5次；又以两手拽、相叉翻复向胸3～5次。这样做能去肝脏积聚，风邪毒气。做时应呼吸匀细深长，然后良久闭目，三咽津三叩齿而止。

嘘气吐纳。肝脏有病，应当用嘘气吐纳。嘘气是肝气，用嘘气吐纳能够消除疼痛，这些都是自然之理。用鼻孔匀细地吸气，用口以嘘气吐出。有肝病的人用大嘘30遍，细嘘10遍，自然可消除肝部的虚热，也可消除四肢肿热、眼睛发黑、一切烦热等。不断嘘气吐纳，每遍绵绵相连，效果更妙。用法适当，病愈，如果过度或方法不当，则反而会损害身体。

强化肝功能。疲倦没法消除，就是因为肝脏功能减弱。不论吃下多少增强体力的食物，仍然难以达到预期的效果，所以先要强化肝脏的功能。俯卧躺下，上半身抬高，用手抓住脚踝，然后静静地持续6秒钟。这种动作反复做5次，应注意大腿不可分离。这种使上半身扭动弯曲的动作，会将肝脏往上拉，而刺激肝脏，强化肝功能。

睡前强肝。肝病是现代常见多发病之一，生活不规律或是常常喝酒过量的人或多或少都会伤害到肝脏。等到患了肝脏病再来治疗，那就真是亡羊补牢来不及了。不如利用睡前几分钟来做强化肝脏的体操。仰躺，双手手掌在肋骨下由右至左摩擦约50次，姿势不变，然后双手在肝脏下的肋骨上轻轻敲打约50次左右即可。

健腿舒筋护肝。肝主筋，因而舒筋活络是保护肝脏的重要方法。两手紧抱一侧大腿根，稍用力向下摩擦到足踝，然后再往回摩擦到大腿根。可预防下肢静脉曲张、水肿和肌肉萎缩等。以两手掌夹紧一侧小腿肚（即腓肠肌），旋转揉动，可加强肌力，预防腿肚抽筋和肌肉萎缩。

卧姿养肝。春季宜早睡早起，睡时头宜朝东方，以顺应自然发生之气。仰卧，头东足西，舌抵上颚，闭口闭目，鼓漱30次，使口中津液逐渐增多，待津液满口时，缓慢咽下。对于老年人春季津液不足之口干舌燥、皮肤干燥等均有作用。每天临睡前做1次即可。

小便通利养肝。小便清利洁净，表明人体水液代谢和肝功能正常。保持小便清洁、通利的方法有：食少化速，则清浊易分。小便时不宜过度屏气用力，因为这样容易造成大脑一时性供血不足而致突然晕倒。饱时气血充足，老年男性可以保持站立解小便，饥饿时宜蹲式排尿，有利于肝脏的养护。

疏肝利胆法

人体的衰老是一个复杂的过程，衰老的开始及其进程受到许多因素的影响。各个脏腑由于功能不同，在人体中所占的地位也不同，并非同步衰老，而是具有一定的顺序性。其中肝在五脏中最先出现衰老征象。一旦出现了肝衰的症状，就标志着人体衰老的开始。人进入老年后常常出现两目干涩、视物模糊、烦躁易怒、爪甲无光泽、活动不灵活等症状，这些都是由于肝功能减退，肝血逐渐衰少。因此，肝衰是衰老这一程序的启动因子。肝具有主疏泄、藏血的功能，能调节全身的气机，促进气血的运行，调畅情志，协助脾胃运化水谷，帮助肾完成生殖功能，具有保护机体，预防疾病的作用。肝的功能降低，必然导致气血失调，脏腑功能紊乱，如果通过各种手段保肝养肝，维持肝的功能正常，就会推迟衰老的发生。这里介绍一种疏肝按摩法。通过对肝胆区及足厥阴肝经、足少阳胆经的按摩，达到疏肝利胆、调节气机、疏利血行的目的。

竖推胁肋。取坐位或仰卧位，虎口张开向下，拇指贴附于胁肋前侧，其余四指贴附于胁肋部位，做自上而下的推动。往返推擦 30～50 次。

横推胁肋。取坐位或仰卧位。先以右手五指分开由心口处向左胁肋推擦30～50 次。再以左手五指分开，由心口处向右胁肋推擦 30～50 次。

旋摩胁肋。取坐位或仰卧位。右手手掌贴于右侧胁肋部，然后顺时针方向旋摩 100 圈左右。左手以同样方法逆时针方向旋摩左侧胁肋部 100 圈左右。

按摩日月穴。日月穴是胆经上的穴位，位于胸部，乳头下方，第七肋间隙。取坐位或仰卧位，先以右手中指指腹按揉左侧日月穴 30 秒钟，再以左手中指指腹按揉右侧日月穴 30 秒钟。

按揉期门穴。期门穴是肝经的穴位，位于胸部，乳头直下，第六肋间隙。取坐位或仰卧位，以左手中指指腹按揉胸部右侧期门穴 30 秒钟，再以左手中指指腹按揉胸部左侧期门穴 30 秒钟。

按揉太冲。太冲是肝经的穴位，位于足背，第一、二跖骨结合部之前凹陷中。取坐位，以右手中指指尖按揉右脚上的太冲穴 30 秒钟，再以左手中指指尖按揉左脚上的太冲穴 30 秒钟。

按揉行间穴。行间穴是肝经的穴位，位于足背，第一、二趾间缝纹端。取坐位，以右手中指指尖按揉右脚上的行间 30 秒钟，再以左手尖按揉左脚上的行间穴 30 秒钟。

按阳陵泉。阳陵泉是胆经的穴位，位于小腿外侧，腓骨小头下方凹陷中。取坐位以左手拇指指尖点按左腿上的阳陵泉穴 20 次，再以右手拇指指尖点按右腿上的阳陵泉穴 20 次。

第17招 学会呼吸防肺衰

人们惯用"呼吸停止"来形容生命的终结，可见呼吸功能在生命过程中的重要地位。肺通气功能的下降，将直接影响体内新陈代谢过程，加速衰老。因此，保护好肺这一人体的"娇嫩"器官，将极大降低老年多器官功能衰竭的发生率及死亡率，从而延长老年人寿命，提高老年人健康水平。

养生重养肺法

秋天天气干燥，而肺通过鼻孔与外界相通，易被燥伤，发生肺炎、哮喘等症。所以秋天养生保养好肺脏至关重要。

笑是一种健身运动，能使胸肌伸展、胸廓扩张，肺活量增大；还能宣发肺气，调节人体气机的升降，清除疲劳，驱除抑郁，解除胸闷，恢复体力，使肺气下降，与肾气相通，增加食欲。笑可使肺吸入足量的"清气"，呼出"浊气"，加速血脉运行，促进心肺气血调和。

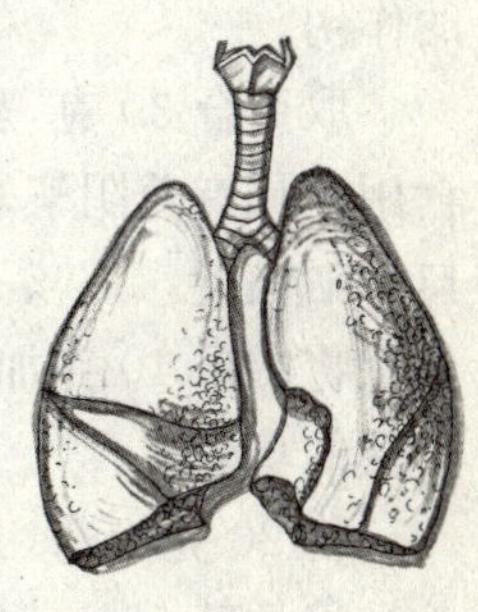

秋季勤沐浴有利于血液循环，使肺与皮毛气血相通，一般秋季洗澡的水温最好在25℃左右，洗浴前30分钟，先喝淡盐开水一杯，洗浴时不宜过分揉搓，以浸浴为主。

水为生命之本，干燥的秋天每天通过皮肤蒸发的水分在600毫升以上，所以，补水是秋季养肺的重要措施之一。一个成年人每天喝水的最低限度为1 500毫升，而在秋天喝2 000毫升才能保证肺和呼吸道的润滑。每天最好在清晨和晚上临睡之前各饮200毫升。白天两餐之间各饮水800毫升，若活动量大，出汗多，应增加饮水量。这样，可使肺脏安度金秋。

人体的皮肤毛窍为肺的屏障，秋燥最伤皮肤。经常洗澡可令毛窍通利，有利于促进血液循环，使肺与皮毛气血通畅，从而起到润肤益肺的作用。

通过饮食疗法可以达到生津润肺、补益肺气的功效。饮食以滋阴润肺为基本原则，多食芝麻、核桃、鲜藕、梨、蜂蜜、柿子、百合、银耳、绿豆等食物，以起到滋阴润肺养血的作用。饮食宜清淡、爽口，葱、姜、桂皮、八角、辣椒等辛辣香燥之品能助阳生火，灼伤津液，不宜多食。肥肉、动物油、羊肉、狗肉、熏烤及油炸食品等热性食物也应少食。

将百合30克与大米80克分别淘洗干净，放入锅中加水，用小火煨煮。待百合与粳米熟烂时，加少许糖食用。对老年人及久病后身体虚弱而有心烦失眠、低热易怒者尤为适宜。如在百合粥中加入甜杏仁9克同煮，即成百合杏仁粥，颇适宜于肺阴亏虚之久咳、干咳无痰、气逆微喘等患者食用。

将百合50克除去杂质洗净(除其外衣)，在清水中反复漂洗几次，放入锅内加水，用小火煮至极烂，加入少许白糖，百合带汤一并吃下。有良好的润肺清心作用，可作为肺结核患者食疗之用，又是极好的冰镇饮料，可防燥润肺。

将百合和猪里脊肉片各50克，用盐、蛋清抓渍，湿淀粉拌和，同入油锅中翻炒至熟，加入适量的调味品即成。此菜味醇而不腻，脆甜清香，具有补益五脏、养阴清热的作用。久病胃口不开之人食用此菜，还能增进食欲。

将鲜百合50克和蜂蜜30克煎汤服食，对肺燥久咳、慢性支气管炎效果极佳。

将百合50克与适量冰糖炖熟服食，每日1～2次，有益气润肺、止咳宁心、安神的作用。

取百合30克，麦冬9克，桑叶12克，杏仁9克，蜜渍枇杷叶10克，加水同煮后食用。具有养阴解表、润肺止咳的作用，可用来治疗因感冒而咳嗽频作、干咳无痰、口干咽燥者。久咳不愈、咳嗽较甚、咯痰带血者也可服用。

将白果10克加水煮熟，加少许冰糖稍煮食用。有敛肺气、定喘咳、止带浊、缩小便的功效。

将20克山药切丁，与50克大米煮粥食用。有健脾化湿、补气益肺的作用。

将甘蔗500克榨汁，同粳米50克煮成粥食用。有补气化痰的功效。

将燕窝5克用热水泡发，择去绒毛和污物，糯米100克洗净，与适量水煮成稀粥，加入燕窝稍煮食用。有滋肺养阴、缩小便的作用。

将鸭梨30克、白萝卜300克和生姜150克洗净切碎，分别以洁净的纱布挤汁。将梨汁、萝卜汁入锅，用小火煎熬成膏状，加入姜汁、鲜蜜10克搅匀，煮沸离火晾凉，装瓶备用。每次食用1汤匙，以开水冲服，每日2次。可用于防治虚劳、肺结核低热、久咳不止等。

将生梨 2 个和川贝 10 克加水炖服。对肺燥久咳、慢性支气管炎效果较好。

药膏养肺。对秋燥症状明显的人，可以通过进补中药膏来达到润肺的目的。

将川贝母粉 10 克、雪梨汁 1 000 克和东阿胶 500 克共蒸熟。每次 10 克，日服 2 次，可滋阴润肺，治久咳不愈、痰中带血、鼻中出血。

将生藕汁、生姜汁、梨汁、萝卜汁、白果汁、竹沥、甘蔗汁和蜂蜜各等份和匀，蒸熟后用玻璃瓶贮存，任意食用。有生津养肺、清热化痰的功效。

将人参 50 克(或以党参 200 克代之)、茯苓 100 克和生地黄 500 克切碎，置于砂锅内，先用适量清水浸泡两小时，后加热煎煮，每煎煮 1 小时取药液一次，加水再煎，共取药液 3 次，最后将药渣用细纱布包裹拧取汁，与前三次药汁合和。用文火煎煮浓缩，至较稠黏时，加入蜂蜜 600 克，熬炼至滴水成珠为度。离火，冷却，装瓶备用。每次 2 汤匙，温开水冲服，或每次含化 1 汤匙。每日 2～3 次。具有补气养阴、润肺滋燥功效。适用于肺肾气阴两虚的干咳、咽燥、潮热、盗汗、低热、心烦等，是慢性支气管炎、慢性咽炎、哮喘、肺气肿、肺结核的保健佳品。服用时忌食辛辣之物。

将党参 60 克、茯苓 60 克、淮山药 60 克、生白术 30 克、炒白术 30 克、砂仁 30 克、陈皮 30 克、焦三仙 40 克、白扁豆 60 克、木香 30 克、炙甘草 20 克切碎，入砂锅内加水适量，浸泡两小时，加热煎煮，每煎煮 1 小时取药液 1 次，共取药液 3 次。然后将药液混合，用文火煎煮至黏稠状时，加入蜂蜜 250 克，熬炼成膏。离火，冷却，装瓶备用。每次 2 汤匙，开水冲化服用，或含化缓服，每日 2～3 次。具有养胃健脾、补气防衰等功效。

将生黄芪 180 克、炒白术 120 克、防风 60 克、桂枝 60 克、炒白芍 60 克、生甘草 60 克、大枣 30 克、生姜 30 克切碎，入砂锅内加水适量煎 3 次，3 次药液合和，文火煎煮片刻，加入打碎的阿胶 60 克，待阿胶熔化，再加入蜂蜜 250 克收膏。冷却后装瓶备用，每次 2 汤匙，开水冲化服用，或含化缓服，每日 2～3 次。具有补气护卫、健脾保肺的功效，有良好的提高机体免疫力、强身健体、预防感冒的作用。对于秋冬季易感冒的中老年人尤为适宜。

运动能延缓呼吸系统的衰老

人体运动时最明显的生理感觉就是呼吸、循环加快，这就是对心肺机能的锻炼。坚持经常体育锻炼，能有效地改善肺组织的弹性，提高胸廓活动度，增强肺的通气、换气功能。所以，经常进行慢速长跑锻炼的老年人，他们的肺活量均明显高于一般健康的老年人，而体重的指数则小于一般健康老年人。这说明慢跑锻炼对改善老年人的呼吸机能和防治呼吸器官病变有良好的作用。运动能延缓肺组织的老化过程，主要是运动能保持呼吸肌的力量，提高肺泡张开率，增强肺泡的弹性。如缺少运动，则使呼吸肌力量下降，肺泡经常张开不足，弹性降低，呼吸功能也随之减退，到一定年纪后患老年肺气肿的可能性增大。因此，经常运动是推迟肺组织老化的重要手段。

养肺功法

坐功养肺。正坐，以两手据地缩身、曲脊向上举 3 次，去肺部风邪、积劳；又行反拳捶脊，左右各 3～5 次。此法去胸臆间风毒。做时应呼吸匀细深长，良久闭目，咽津液，叩齿 3 次为止。

四字功养肺。肺有病，则做“四”气吐纳予以治疗。方法是二手抱膝，仰面然后做“四”气吐纳。午时向南而立，平定呼吸，使呼吸匀细深长，用鼻孔吸气直到腹满，四字气吐出 7 次，吹字气吐出 5 次，嘻字气吐出 12 次，口津分 3 次吞咽。

腹式膈肌呼吸养肺功。腹式膈肌呼吸可以在不同的体位进行练习，虽然方法很多，但基本要领相同，具体步骤是：患者仰卧或侧卧，一手放在胸部，另一手放在腹部，在呼吸时通过手的感觉来证实吸气时腹部隆起，呼气时腹部凹陷。这种呼吸又可以分为长呼吸和短呼吸两种方法。长呼吸是指先经鼻吸气，待腹部隆起后，经口作长时间缓慢呼气。呼气时，先收拢胸部隆起，然后，上腹部肌肉作短、快、有力的收缩，腹部内陷，随之呼气，呼气时，上胸部尽量不动。短呼吸的吸气与呼气时间基本相等，呼吸频率比正常略快一些。

助力呼吸养肺功。助力呼吸是借助于自己的手或躯体的活动，有针对性地使胸廓或肺的某一局部扩张和收缩，以增加肺活动的幅度。①压胸呼吸。坐位，一手放在对侧胸廓上部或同侧胸廓下部。吸气时，手部放松，胸廓扩张；呼气时，手部稍用力压迫胸廓，帮助局部肺组织收缩，将肺内空气排出。也可以两手平放在胸廓下缘两侧肋骨上。吸气时两手放松，腹部隆起；呼气时先使上胸部向内收拢，然后收拢下胸部，最后，两手掌用力压迫胸廓下缘，呼出肺中残留气体。②抱头呼吸。坐位，两手交叉放在头后部。吸气时，肘部尽量向后推，挺胸抬头，使胸廓扩张。呼气时，肘部向前向下运动，同时含胸低头，压迫胸廓，将肺内气体尽量排出。③侧压呼吸。坐位，上肢放在体侧，先吸气，呼气时一侧上肢抬起放在头上方，上身向同侧弯曲，压迫胸廓，同时使对侧胸廓充分扩张，吸气时再还原。④弯腰呼吸。坐位，上肢自然放在体侧。吸气时，两上肢向前上方抬起，胸廓尽量扩张；呼气时，上身向前弯曲，上肢向下运动，两手在脚前方交叉，借助大腿挤压排出肺内气体。

秋季养肺功。①端坐，全身放松，调匀呼吸。然后，两腿自然交叉，躬身弯腰，两手用力支撑，使身体上抬 3～5 次为一遍。可据个人体力，反复做 3～5 遍。两臂支撑要用力，用力时要闭息、不呼吸，身体上抬时，要尽量躬身。双腿自然交叉，是为了避免借下肢的力量支撑身体。所以，练习时要用臂力，腿不要用力。此法可通达肺气，疏通肺的经脉，具有调养肺气的作用。对风邪伤肺及肺气虚损均有调养的功效。②端坐，腰背自然放松、双目微闭，两手握成空拳，反捶脊背中央及两侧，各捶 3～5 遍。捶背时，要闭气不息，同时，叩齿 5～10 次，并缓缓吞咽津液数次。捶背时，要从下向上，再从上到下，沿背捶打，如此算一次。先捶脊背中央，再捶左右两侧。此法可畅胸中之气，通脊背经脉，预防感冒着凉。同时，有健胃养肺的功效。③上身端正，坐、立均可。仰头，颈部伸直，用手沿咽喉部向下按搓，直到胸部。双手交替按搓 20 次为一遍。可连续做 2～3 遍。按搓时，拇指与其他四指张开，虎口对准咽喉部，自颏下向下按搓，可适当用力。此法可利咽喉、具有止咳化痰的功效。④用手拇指按压天突穴 10～15 次。此法具有止咳平喘的功效。⑤在“六字诀”呼吸法中，有“秋咽(音细)定知金肺润”之说。秋季时节，练“咽”字功可以养肺，并治肺脏诸病。具体方法是，择空气清新之处，坐、立均可，调匀呼吸后，缓缓以鼻吸入清气(用腹式呼吸)，当吸至最大限度时，缓缓呼气。呼气时，牙齿轻闭，同时轻念“咽”字，声音要轻微，待气全部吐出后，再以鼻吸清气。如此一呼一吸，可连续做 24 次或 36 次。久久行之，对呼吸气促、咳嗽痰盛诸症均有效果，更能调养肺气，预防感冒。

学会呼吸养肺法

深呼吸保健。坚持每天做深呼吸，会使精力充沛，身体各部位的功能增强。这是因为氧气在体内无储存，只有做深呼吸时，大量氧气才能进入体内，并排出二氧化碳。方法是先用鼻子缓缓吸气，使空气先到达肺的下部，此时腹部膨起，继续吸气到不能再吸时，胸部也膨起，这时气体充溢到肺的上部。这个动作需要 5 秒钟，然后屏气 5 秒钟，这是为了让肺泡壁充分吸收氧气。接着，缓缓呼气，直到将肺内的气体全部排出。此外，慢而有节奏的呼吸对失眠有效。最好平躺在床上，闭目，作慢速度深吸气，可逐渐进入梦乡。

四气吐纳养肺。肺脏有病，应当用四气吐纳，四气是肺气，四气吐纳能通过呼吸排出肺脏的病邪。所以有怨气的人，则应长期以四气吐纳而加以排泄，这是自然之理。方法是用鼻孔匀细地吸气，直到胸腹内充足，则用口以四气吐出，但耳不能听闻到“四”声。肺有病，用大四吐气30遍，细四吐出30遍。这样做可以去肺的劳热上气、咳嗽、皮肤疮痒、四肢劳烦、鼻塞、脑背疼痛。依照法则以四气吐纳，疾病愈，如果过度或方法不当，反而会损害身体。

展收吐纳养肺。平身直立，两臂直垂，两眼平视前方，意守丹田、心肺。逆呼吸，由鼻吸气时，手心向下，两臂平直，渐渐由下向上抬举过头，由鼻呼气时两臂向两侧分开，渐渐放下靠身侧。重复10～16次。接着，由鼻吸气开始，手心向下，从两侧渐渐上抬至与肩平，两手转向前方，待口呼气时两臂自前上直下至身侧，重复10～16次，复原。本式对长期患肺心病咳嗽气喘，冠心病心跳心累胸闷气紧者，缓缓练之能收喘平咳，痰畅，胸舒气爽之效。

缩唇呼吸养肺。进入老年期，呼吸功能的下降是不可避免的。延缓呼吸功能的下降，可为人体提供更多的氧，起到延缓衰老的作用。近年来，国内外一些研究结果表明，坚持缩唇呼吸对增强肺的功能有较好的作用，尤其是对肺气肿患者很有益处。缩唇呼吸将原来那种浅而快、效率较低的呼吸方式转变为深而慢的效率较高的呼吸方式。这样不仅减轻呼吸肌的负担，而且使每次呼吸时吸入和呼出的气体量明显增加，有效地促进肺内的气体交换，有利于吸收更多的氧气和排出更多的二氧化碳，从而改善缺氧和二氧化碳潴留的状况。具体方法是，每次呼吸时先用鼻吸气同时使胸部上抬，而呼气时将口唇缩咸圆筒状，缓慢呼气，胸部回复。每天可练数次，每次练习3分钟左右，并不断调整呼吸频率、呼吸深浅及缩唇程度。以不觉疲劳为度。

健肺呼吸操。健肺呼吸操是一种增加肺活量的呼吸操。是以增加呼吸机能为主要目的的一种锻炼方式。①双手击腿。坐在方凳上，两手放松垂于体侧。两手侧平举然后左腿上抬。吸气，接着弯腰两手在左腿下击掌一次，并轻“嗨”一声。恢复两手侧平举，缓缓呼气。还原成预备姿势。两腿各重复4～5次。②踏步呼吸。并腿站立(脚尖侧分)，两手放松垂于体侧。先原地摆臂作中速踏步，并按下述节律。吸气——踏2步，呼气——踏4～5步，间歇(不呼吸)——踏2步，重复1分钟。③左右侧腰呼吸。并腿站立(脚尖侧分)。两臂屈肘(与肩齐平)，两手的指尖分别搭在左右肩部，吸气。两手上举，上体向左侧弯腰，呼气。两侧各重复5～6次。④踢腿呼吸。并腿站立(脚尖侧分)。两手前平举，吸气。右脚踢向左手，呼气。还原成直立，两腿各重复5～6次。⑤挺胸呼吸。分腿站立(同肩宽)，上体微向前倾。两手放松垂于体侧。深吸气,腹部向前隆起。深呼气,腹部内收。上述腹式呼吸时,呼吸宜均匀、平稳,练习 1～2 分钟。⑥分腿站立,上体前倾。两手前平举,两臂屈肘。两手引向胸侧,似划船时的"收桨"动作,吸气。前臂前伸似划船时的"推桨",呼气,重复 8～10 次。⑦分腿站立(间距 10～15 厘米),两手垂于体侧。耸肩,深吸气。肩、臂、躯干放松。呼气。重复 7～8 次。⑧分腿坐在方凳上。两手叉腰,作腹式深呼吸 1 分钟,闭目养神 3 分钟。

肺脏的日常保健法

改善环境。尽量避免吸入空气中的杂质和有毒气体。如煤尘、棉纱纤维、二氧化碳、一氧化碳、氯气、甲醛、有机磷农药等。这些有害物质吸入过多,可引起肺部病变和全身病变。因此,要积极预防和控制空气污染,改善劳动环境、居住环境,对灰尘多的环境进行"净化"处理,搞好卫生,加强预防措施,多呼吸新鲜空气。吸烟者要下决心戒烟,对肺脏保护是很有好处的。肺心病人呼吸道抵抗力低,容易得病,因此,不要接触感冒病人。白天在室内,要经常打开门窗,让室内外空气交换,以保持室内空气新鲜。

适当运动。因为有规律适当的运动可以促进肺脏潜力的发挥,事实证明,经常做扩胸运动、深呼吸、腹式呼吸有利于呼吸肌群的发育和健壮,可利用这些运动来增强呼吸肌的力量。每次运动应由静至动,速度由慢至惯例,运动时间由短到长,活动量由小到大,逐渐适应。适当的锻炼,可有效地增强体质,改善心肺功能,利于加快血液循环,使体内新陈代谢加速,增强全身各器官的生理功能,提高免疫力,提高皮肤血管的舒张和收缩功能,加强对寒冷气温的适应性,从而增强抗病能力。锻炼要每日坚持,持之以恒。同时,经常训练腹式呼吸以代替胸式呼吸,每次持续 5～10 分钟,可以增强膈肌、腹肌和下胸肌活动,加深呼吸幅度,增大通气量,减少残气量,从而改善肺功能。

呼吸通畅。平时要保持呼吸道通畅。痰液黏稠咯出困难时,可用一茶缸开水做蒸汽吸入,或用暖水瓶加入 4/5 瓶开水,用打气桶吹动使暖瓶内开水蒸汽通过橡皮管到达面罩而进行加温雾化。同时采用拍胸背及体位引流,以使痰液稀薄易咯。并可让病人深呼吸时以适当压力加于胸部辅助,使呼吸幅度增大,每回可进行 10 数次,每日数回,可帮助肺的清除功能。

防寒保暖。特别应注意耐寒锻炼,先用手按摩面部,后渐用冷毛巾干擦头面,渐及四肢,对体质好、耐受力强者,则全身大面积冷水摩擦。寒冷季节或气温突变时，最易患感冒，诱发支气管炎。因此，要适应自然，防寒保暖。随气温变化而随时增减衣服，出汗时要避风。室内温度、湿度要适宜，通风良好，但不宜直接吹风。胸宜常护，背宜常暖，暖则肺气不伤。

饮食起居，有规律的生活习惯，可以增强体质，增进食欲，要保证睡眠充足，以促使病情逐步好转，可每日进行适当的呼吸操锻炼，以增强呼吸幅度。饮食方面，可以多吃些新鲜的水果、蔬菜，尤其是含丰富维生素C和E的绿叶蔬菜，要补充足够的热量和蛋白质，适当吃些瘦肉、鸡蛋。肺脏保健要少吃辛辣厚味食物，宜淡少盐。饮食切勿过寒过热，尤其是寒凉冷饮。

精神调养。中医学认为“悲忧伤肺”，意思是过分的悲哀忧虑可使人气机阻滞，血脉沉涩，进而使脏腑功能失调，人体正气受损。因此，加强精神调养，是预防肺脏病症的重要方法。

防病保健。积极预防感冒是保护肺脏最有效的方法之一。患有发作性呼吸系统疾病者，如慢性支气管炎、哮喘等，在气温变化时，大的节气交接前，尤应做好预防保健和治疗措施，以免诱发旧疾或加重病情。此外，可用“冬病夏治”之法。在夏季发病之时，采用药方或针灸固本扶正之法，增强抵抗力，到了冬季就可少发病，或不发病。

强化肺脏功能法

手指法。肺脏和我们的拇指有着密切的关系，所以刺激拇指，就能增强肺脏的功能。其刺激的方法有两种：一是用1只手的拇指和食指夹住另1只手的拇指，然后用力按摩，左右手轮流，各做50次。二是用其1只手的拇指用力按压另1只手的虎口拇指和食指相接之处。一边用力压，一边用嘴巴做深呼吸，左右各做3次。

散步法。俗话说：“饭后百步走，活到九十九”。这说明散步对健康有益。因为饭后散步，可以改善消化功能，促进胃肠的蠕动。有节奏地散步，心肌、四肢肌肉、腹肌、胸肌都比静止时加强了活动。长期坚持轻快的散步，可提高心肺功能，调节神经系统，促进健康。

肺活量锻炼法

现代研究表明，肺活量的大小与人的寿命长短密切相关。这是衡量一个人健康状况和精力的标志，也是生命力的象征。因此，重视肺活量的锻炼对维持身体健康具有十分重要的意义。这里介绍由日本昭和大学医学院生理学教授本间夫设计的一套改善肺活量的呼吸器官伸展运动，坚持练习可提高肺活量。增强呼吸功能，使人获得更多的氧。

胸部运动（之一）。两手十指交叉置于背后，掌心向下，一边呼气一边挺胸，同时手腕用力向下方推。

肩部运动。背部伸直。肩部放松，一边吸气一边尽量抬高双肩；接着一边呼气一边放松，并向下收肩。

向后屈颈。双手手掌托住下颚。双肘不要张开。在不挺胸的状态下。一边将肘部上推。抬起下颚，一边呼气。

向前屈颈。两手十指交叉，置于后头部，双肘向两侧张开至身体侧面。一边向上抬起双肘，用手掌将头向前压。一边吸气。

侧身运动。两手十指交叉置于后头部，扩胸；然后一边侧转身体一边呼气，左右交替进行。上侧的肘部要有意念向正上方伸展。

转体运动。两手十指交叉置于后头部。肘向两侧张开，下半身不动，上半身转体 90 度，同时吸气，左右交替进行。

背部运动。双手十指相互交叉放在胸前，手掌转向正前方。然后斜向 45 度伸展双臂，同时呼气。手伸至背部呈半圆形为止。伸展时，头夹在双臂之间。

胸部运动（之二）。两手十指交叉。一边翻掌，一边伸展脊背。双肘伸直后尽量用力向后拉。同时一边将下颚前倾，伸展背部，一边呼气。

不管采用何种锻炼方法，都贵在坚持。老年人还应注重自我保健，起居有常，保证睡眠，防寒保暖，心胸豁达，不要吸烟。这样才能保肺防虚，促进健康，祛病延年。

秋季养肺法

固护肌表。肺主一身肌表，风寒之邪最易犯肺，诱发或加重外感、咳嗽、哮喘等呼吸系统疾病，或成为其他系统疾病之祸根。故注意天气变化，及时增减衣服，适当进补，增强机体抵抗力，预防风寒等外邪伤肺，避免感冒，是肺脏养生的首要。

滋燥润肺。肺喜润而恶燥，燥邪伤肺。因此，中秋后气候转燥时，应注意室内保持一定湿度，避免剧烈运动使人大汗淋漓，耗津伤液。秋季饮食应“少辛增酸”、“防燥护阴”，适当多吃些蜂蜜、核桃、乳品、百合、银耳、萝卜、秋梨、香蕉、藕等，少吃辛辣燥热与助火之品。

防忧伤肺。七情皆可影响气机而致病，其中以忧伤肺最甚。现代医学证实，常忧愁伤感之人易患外感等症。特别到了深秋时节，面对“草枯叶落花零”的景象，在外游子与老年人最易伤感，使抗病能力下降，致哮喘等宿疾复发或加重。因此，秋天应特别注意保持内心平静，以保养肺气。

脾益肺。中医非常重视培补脾胃(土)以使肺气(金)充沛。故平时虚衰之人，宜进食人参、黄芪、山药、大枣、莲子、百合、甘草等药食以补脾益肺(即中医所谓“培土生金”)，增强抗病能力，利于肺系疾病的防治。

通便宜肺。中医认为肺与大肠相表里，若大肠传导功能正常则肺气宣降；若大肠功能失常，大便秘结，则肺气壅闭，气逆不降，导致咳嗽、气喘、胸中憋闷等症加重，故防止便秘，保持肺气宣通十分重要。

养肺气按摩法

人们在平时应注意保护肺气，避免发生感冒、咳嗽等疾病。

摩鼻。将两手拇指外侧相互摩擦，有热感后，用拇指外侧沿鼻梁、鼻翼两侧上下按摩 30 下；然后，按摩鼻翼两侧的迎香穴 15～20 下(迎香穴位于鼻唇沟与鼻翼交界处)。每天摩鼻 1～2 遍，可增强鼻的耐寒能力，亦可治伤风、鼻塞流涕等症。

浴鼻。每天清晨或傍晚，用冷水浴鼻效果更好。方法是将鼻浸在冷水中，闭气不息，少顷，抬头换气后，再浸入水中，如此反复 3～5 遍。亦可用毛巾浸冷水敷于鼻上。

躬身撑体。端坐，全身放松，调匀呼吸。两脚自然交叉，躬身弯腰，两手用力支撑，使身体上抬 3～5 次为 1 遍，可根据各人体力，反复做 3～5 遍。注意两臂支撑要用力，且宜闭息不呼吸；身体上抬时要尽量躬身；双腿自然交叉，是为了避免借下肢的力量支撑身体，要用臂力，不要用腿力。此法可通达肺气、疏通肺脉，对风邪伤肺及肺气虚损均有调理作用。

捶背。端坐，腰背自然直立，双目微闭，放松，两手握拳，反捶脊背中央及两侧，各捶 3～5 遍。捶背时，要闭气不息。同时，叩齿 3～10 次，并缓缓吞咽津液数次。捶背顺序要从下向上，再从上到下。有健肺养肺功效，可以畅胸中之气，通脊背经脉，预防感冒。

摩喉。上身端直，坐、立均可，仰头，颈部伸直，用手沿咽喉部向下按摩，直到胸部。双手交替按摩 20 下为一遍，可连续做 2～3 遍。注意按摩时，拇指与其他四指张开，虎口对住咽喉部，自颏下向下按搓，可适当用力。这种方法可以利咽喉，止咳化痰。

肺气肿自疗法

冷水洗脸。肺气肿患者常易感冒，从夏季开始，每天用冷水洗脸，长年不懈，可提高面部御寒功能，减少和控制感冒，不致肺气肿发作。

胸臂运动。按照八段锦中“两手托天”、“单臂轮举”以及广播操中的扩胸运动，3 种运动依次进行，每种运动做 3～5 分钟，每日 2～3 次。长期坚持，可舒胸理气。

深呼浅吸。每天坚持深长呼气，排出残留二氧化碳，然后浅短吸气，稍停，再行深长呼气。如此反复，每次 3～5 分钟。长年坚持，能提高肺活量和肺功能。

太极拳、慢跑。肺活量增加，肺功能改善、无气短症状时，可再配合打太极拳、慢跑锻炼，以增强体质，巩固疗效。

第18招 生活方式防胃衰

立春、立夏、立秋、立冬四个节气很重要，在这四个节气的当天或前一天后一天这三天时间里服些有关的果品、食品、药类对养胃和中大有益处。立春时，可吃点豆芽（绿豆芽、黄豆芽、黑豆芽、蚕豆芽、豌豆芽）、萝卜根、芹菜根。立夏时，可吃点杏仁、茅草根。立秋时，可吃点枸杞子、麦冬、生地。立冬时，可吃点人参、黄芪、大枣。根据每个人的体质，可煎服、可炒用或熬粥都可以。

饮食养胃法

养成良好的饮食和生活习惯，吃饭时要心情愉快，最好能在轻松愉快的音乐声中就餐。在这种气氛下，胃液的分泌比在沉闷的气氛下多得多。一日三餐要定时定量，使胃的活动有规律。食物不宜过于粗糙。平日应进食易消化、富营养、多纤维的食物。餐前先喝点开胃汤，促使胃液分泌活跃起来，使胃处于消化吸收的准备状态。饮食宜清淡，凡属凉性食品，如螃蟹、蛤蜊、竹笋、芹菜等均不可多食。

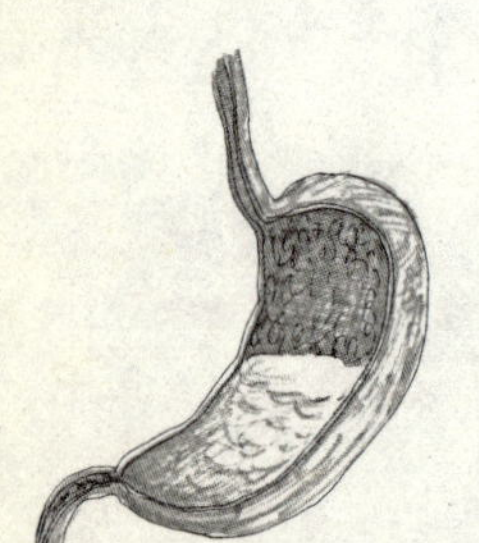

少吃脂肪过高的食物和刺激性食物，如辣椒、洋葱类，因其不利于胃黏膜的恢复。对胃酸分泌少者，如萎缩性胃炎，可给予浓肉汤、鸡汤等味道鲜美的食物，以刺激胃酸分泌，促进食欲；高酸性胃炎（胃酸分泌过多者）患者应禁用肉汤、鸡汤及过多的鲜味食品。可将肉类煮熟去汤后再烹制。食物要做得细、碎、软、烂。烹调的方法多采用蒸、煮、烩、炖与煨等。

多吃高蛋白食物及高维生素食物，保证机体各种营养素的充足。对贫血和营养不良者，应增加富含蛋白质和铁的食物，如瘦肉、鸡、鱼、肝、肾等内脏。高维生素的食物是指深色的新鲜蔬菜及水果，如绿色蔬菜、番茄、茄子、红枣等。

要注意饮食的酸碱平衡，当胃酸分泌过多时，可喝牛奶、豆浆，吃馒头或面包，以中和胃酸。当胃酸分泌减少时，可用浓缩的肉汤、鸡汤、带酸味的水果或果汁，以刺激胃液的分泌，帮助消化。像豆制品、蔗糖、芹菜、韭菜等食物会引起腹部胀气，不宜多吃。萎缩性胃炎患者宜饮酸奶，因为酸奶中的磷脂类物质会紧紧地吸附在胃壁，对胃黏膜起保护作用，使已受伤的胃黏膜得到修复。酸奶中特有的成分——乳糖分解代谢所产生的乳酸和葡萄糖醛酸能增加胃内的酸度，可抑制有害菌分解蛋白质产生毒素，同时使胃免遭毒素的侵蚀，有利于胃炎的治疗。

强化胃肠功能法

胃肠虚弱的人，不论吃下多么营养的食物，在通过肠子时，养分无法吸收，所以强化胃肠功能是强化体力的关键。

仰卧躺下，先将右膝挺直，再将左脚勾在右膝盖上，然后把右膝盖向左边倾倒，好像快触及地板，一面向左方倒下，一方面深深地吐气。这种动作连做 3 次，然后左膝挺立，照上述的动作向右倒 3 次，双手左右伸开，大拇指向内，紧紧握拳。这种运动持续做下去，会强化肠的机能，提高吸收能力。

平卧，休息片刻，作腹式呼吸，口呼鼻吸，呼吸收腹，吸时鼓腹，使腹壁随呼吸而起伏，以助内脏上移。练习时可在臀部垫一软枕。手臂向上直伸，分别向该侧下方拉开后收回。屈起左下肢，使足跟紧靠臀部，然后伸直；继而右腿照样动作，左右腿交替进行。屈起两肘，用肘关节着床支持上身重量，使胸部挺起。抬起右腿，尽量使大腿和躯干成直角，再放下，然后换左腿，轮流进行。抬起双腿，使两足在空中做蹬自行车动作，一腿伸直，一腿弯曲，交替进行。两手交叉置于脑后，两腿不动，然后缓慢坐起。屈起右腿，使大腿尽量贴近胸部和腹部，再放下，然后换左腿，交替进行。以上各组动作，可按次序操作，每组动作做 5～10 遍，若能坚持早晚各做 1 次，长期锻炼，可收到良好效果。

食欲减退，看到东西不想吃，就需强化司掌味觉的舌头功能，才能促进胃功能、增加体力。将舌头吐出往内卷，尽量使舌尖舔到喉咙。反舌尖伸出牙齿的外侧，使舌尖能舔到每个地方，向前、向左右伸出，如此反复的做，口水自然会慢慢的流出来，再将口水一点点的吞下去。最后把舌头再伸出去，直到舔到鼻子以及下巴为止，这种舌部体操，虽然不太雅观却很有效。

由于身材比较瘦小的人，大多是肠胃的功能不太好，想要增胖的话，应该先加强肠胃的功能。首先全身呈大字形平躺，再抬起上半身，将这动作反复做 10 次。这种运动脚部不必用力，力量直接来自腹肌，可以刺激胃肠，有强化消化机能的功用。

按摩养胃法

点按足三里。用两手拇指指端交替点按对侧足三里穴，左右各100次。点按时要用力，以局部有酸胀感为宜。

揉内关。用两手拇指交替揉按对侧内关穴，左右各100次。

按摩腹部。晚间上床睡眠前或清晨睡醒后，先解小便，然后身体仰卧，全身放松。按摩左腹时，用右手掌按于左肋骨下缘腹部，向下轻缓按摩至耻骨上缘后，手掌退后向上经右腹至肋骨下缘，再向左至左侧肋骨下缘腹部。如此，以脐为中心，作反复旋转按摩200次。按摩右侧腹部用左手掌，方法同前。

足部按摩。取坐位，以左手按摩右足底及左足背，以右手按摩左足底及右足背。按摩部位有太阳神经丛、肾上腺、胃、十二指肠、胰脏、肝胆、胸部淋巴腺和上身淋巴腺等反射区。

摩额。仰卧，家属用双手拇指指腹置于患者上额正中，由内向外反复轻快摩动约2分钟。然后双手掌根相对合力，分别置于太阳穴(眉梢与外眼角之间向后一寸凹陷处)和额部，反复按摩约2分钟。

以上按摩方法，不必全做，任选其中几法也可。如出现溃疡病穿孔或出血，不宜继续按摩。

鼓呵消积法

日常生活中，有因食而积的人，有因气而积的人。食物久在脾胃中则脾胃受伤害，医药难治。倘若节制饮食，戒除嗔怒，就不会有积聚。患者应当正身闭息，鼓动胸膜，等其气满，再缓缓呵出。如此进行5～7次，便能使胸腹畅通愉快。

颤动养胃法

胃溃疡、十二指肠溃疡、慢性胃炎等患者，由于胃脘疼痛频繁发作，并常嗳气、反酸、恶心、呕吐，故体型消瘦，甚为痛苦。预感胃痛即将发作时，可平躺于床上，腹部放松，手指稍微弯曲并使指尖置于同一平面，轻贴于腹部，上下颤动，如鸟啄之势，颤动频率以每秒钟3～4次为宜，用力应均匀柔和。可以从上腹部开始，由剑突下缓缓下行，至脐部，来回往复移动，左右手可轮换交替进行。如此颤动 10 多分钟，便可听到肠鸣音，即腹内的气下行并排出，表明已达到治疗效果。

喝香油护胃法

一时难以戒烟的人，经常喝点香油，可减轻香烟对牙齿、牙龈、口腔黏膜的直接损伤，减少肺部烟斑的形成，阻滞部分尼古丁的吸收。爱喝烈性酒的人，喝点香油同样可以保护口腔、食道、胃贲门和胃部黏膜。

预防胃生病法

秋凉时节，由于气温、湿度、气压、气流等气象要素变化较大，人体受到冷空气刺激后，血液中的组胺酸增多，胃酸分泌增加，胃肠发生痉挛性收缩，容易导致胃病复发。

要讲究心理卫生。胃及十二指肠溃疡与人的心理、情绪息息相关。因此，人们要经常保持精神愉快、情绪乐观，避免焦虑、恐惧、紧张、忧伤等不良因素的刺激。还要科学安排生活，保证充足睡眠，防止过度疲劳。

要加强体育锻炼。根据各自的爱好和兴趣，在力所能及的情况下，积极参加各项体育活动，这样有利于改善胃肠道的血液循环，增强人体对气候变化的适应能力，减少发病的机会。

要注意饮食调养。胃病患者的饮食应以温软淡素为宜，做到少吃多餐，使胃中经常有食物来中和胃酸，防止胃酸侵蚀胃黏膜和溃疡面。还应注意进食时要细嚼慢咽，以利于消化吸收，减轻胃肠负担。切忌暴饮暴食，否则会破坏胃酸分泌的节律性，诱发溃疡病。不要吃生冷、过热、过硬、油腻和刺激性食物，并戒烟、酒，以防刺激胃黏膜，促使溃疡复发。

要避免药物刺激。许多中西药物的刺激，可使溃疡面扩大，病情加重，甚至引起出血等。因此，应禁服强的松、地塞米松、阿司匹林、保泰松、消炎痛以及中药防风等对胃黏膜有强烈刺激性的药物。如因病情需要服用这些药物时，应在饭后服用，或同时服用保护胃的药物。

要防止腹部受凉。秋季气候变化较大，昼夜温差悬殊。因此，要随气候的变化，适时增减衣服，夜间睡觉要防腹部着凉，以免胃病复发。即使夏天睡眠时也应在腹部盖一条毛巾，不要在穿堂风处睡觉。

第19招　活络通淤防血衰

随着对人体衰老研究的深入，人们越来越注意到血液的变化对衰老的影响。人过中年，一方面由于造血功能下降，血液中的红细胞、白细胞、血小板数量减少；另一方面老年人血液中红细胞的寿命比青壮年时期缩短了。由于内分泌激素中对造血机能有影响的睾丸素减少，致使红细胞素的生成明显减少，造成贫血。

饮食养血法

注意饮食的营养合理性，满足机体新陈代谢、生长发育和调节各种生理功能的需要。食物必须多样化，富于色、香、味的良好感官性状，易于消化而富于营养。饮食要有规律，有节制，不能偏食或暴饮暴食，不食刺激脾胃的饮食。

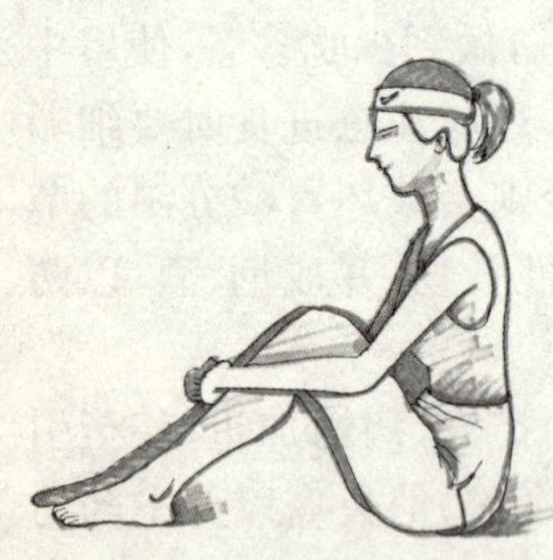

缺铁性贫血的饮食疗法就是要鼓励患者多食含铁丰富的食物。含铁量高的动物性食物（铁5毫克/100克），有动物内脏、鸡蛋黄等，奶制品含铁量1～5毫克/100毫升。含铁丰富的植物主要有大豆、麦芽、水果，如李子、桃子、杏子、苹果以及海带、啤酒、大米、玉米等，其中以大豆含量最高（9～13毫克/100克）。动物性铁吸收最好，为10%～20%，植物性铁为3%～4%，可见动物性铁是食物中铁的主要来源。

需益气养血的人，饮食调理上宜偏温补（出血时例外），如鸡肉、狗肉、羊肉、牛肉、猪肉、鲫鱼、鲥鱼、鲢鱼、鳝鱼、鲤鱼、乌贼鱼、牛奶、禽蛋、各种新鲜蔬菜及水果等。饮食以易消化为主，避免粗糙过硬有渣的食物，以免引起口腔血泡和消化道出血。上述食物宜去骨刺及渣，适当调配菜谱，注意色、香、味，以增进食欲。

桂圆具有补益心脾、养血安神等功效。神经衰弱、心悸盗汗者，可用桂圆 15 克、小麦 30 克煎汤服用；病后体弱调补可用桂圆 20 克、党参 30 克、乳鸽一只同入砂锅炖服。桂圆性温，故感冒发热及咯痰黄稠者忌用。

红枣具有补中益气、养血安神、缓和药性等功效。贫血或产后血虚者可用红枣 20 个、当归 10 克、黄芪 20 克煎汤饮服；妇女无故悲伤欲哭或伴心悸失眠者可用红枣 20 个、甘草 6 克、小麦 30 克煎服。红枣味甘，多食有碍消化，故脘腹胀满、消化不良、舌苔厚腻者忌用。

莲藕具有多种营养素，含淀粉、蛋白质、维生素 C 等。生食能凉血散淤，熟食则补心益胃，具有滋阴养血的功能。与红枣同食，则可补血养血。

用药膳养血法

再生障碍性贫血病人属气血、脾肾两虚，因此饮食应挑选健脾补肾、大补气血的食物为主和富有维生素 C、K 的食物。可多食猪心、猪肾、猪肝、鸡肉、猪腰、脊骨、猪腿骨髓、蛋类、新鲜蔬菜、水果等，并合理调配。平时，可增加一些点心类和药粥，如人参粥、黄芪粥、大枣粥、牛奶粥、羊肉粥、木耳粥、鸡汁粥等。或以人参汤代茶饮。民间有用人的胎盘放在瓦楞上微火焙干研粉，每天吞服 4.5 克，有益气养血，补益肝肾的功能。

延缓衰老饮食养血法

随着岁月的流逝，人必然要走向衰老如面色苍黄、皱纹增多、记忆力减退以及体态臃肿等等。要想延缓衰老过程，保持姣美的容颜，除了适当的锻炼以及合理使用护肤品外，多吃一些具有美容作用的食物是很有好处的。科学研究表明，健美的关键是要保持血管的“年轻”，而维生素特别是维生素 A 在这方面可起到很大作用。体内含有足量的维生素 E 可防止胆固醇沉积，保持动脉的弹性，畅通血流，使寿命延长。日常生活中，应选择一些植物油类和鱼类食物，这些食物中含有大量的维生素 E 和维生素 C。

据分析常吃含钙、磷量高的核桃和含卵磷脂高的芝麻，可使皮肤光润，还可防止头发过早变白和脱落。动物的肝也是一种较好的美容食品，维生素 E 的含量大大超过奶、蛋、鱼、肉等食品，经常食用可使皮肤白嫩，又可补充眼睛对维生素的需要，能使眼睛炯炯有神。多食西红柿、橘子等水果蔬菜，可抑制黑色素的再生。

清除血液垃圾法

现代医学认为，人体所患的过敏、机能衰退、癌症等疾病，与体内器官、血液受到各种污染毒害有关。

常吃猪血。猪血中的血浆蛋白经胃酸和消化液中的酶分解后，会产生一种解毒和滑肠物质，与侵入胃肠道的粉尘、有害金属微粒发生化学反应，变为不易被人体吸收的废物而排出体外。

常饮果菜汁。鲜果、鲜菜汁是体内的“清洁剂”，能有效消除体内堆积的毒素和废物。原因是果菜叶进入消化系统后，能使血液呈碱性，将积累在细胞里的酸性毒素分解掉，排出体外。

常喝绿豆汤。绿豆汤能帮助人体解毒排毒，促进机体的正常代谢。

常吃海带。海带对放射性物质有特殊的亲和力，海带胶质能促使体内的放射物质随同大小便排出体外，从而减少放射性物质在体内的积聚，防止放射性疾病的发生。

运动养血法

慢性再生障碍性贫血恢复期病人可以下床或到户外活动，根据病情定活动量，以散步、打太极拳、练功十八法为主。活动应遵循循序渐进的原则，切忌急于求成的冒失运动。在病情允许的情况下进行有限的活动，可以活血通脉，舒筋活络，增强体质，提高抗病能力。同时，可促进消化机能，使胃肠道分泌和蠕动增强，增进食欲，改善消化和吸收过程。

练活血脉功养血法

平身直立，两眼平视前方，两臂垂于身侧。开始用自然呼吸，逐渐减慢，意守丹田。吸气开始时，左腿起步向前迈成箭步。左臂向前举，与肩平，如推磨般由外向内旋转下落，同时右臂向后。当左臂下落至身侧时，呼气开始，左腿渐直如剑，重心落于右足，右腿渐屈如弓，左腿同时伸直。右臂由后外向前上举至肩平，如推磨般由外向内如旋转而下落在前，重复10～16次。接着换成右腿在前，左脚在后，以相反方向重复10～16次，复原。本功法呼吸深细，运动柔和，对腰背、肘、膝关节疼痛强直和运活血脉有特效。

补气行血法

平身直立，两眼平视前方，两足分开如肩宽。入静松肌，缓慢吸气，开始两臂平直在前，上举过头，两手指交叉，手心翻向上。吸气时上体向右歪，腰部向左弯，呼气时两臂向左歪，腰部向右弯，重复 10～16 次。上体逆时针方向旋转，即先向右弯腰，再向前转至左，恢复直立，重复 10～16 次。然后做顺时针方向旋转，即由左向右弯腰旋转，重复 10～16 次，复原。本功法劲柔并用，对于长期全身气血不和，颈、肩、背脊、腰膝及四肢关节强硬不灵者，缓缓练之可收奇效。

促进血液循环法

随着年龄的增长，人的皮肤就会失去弹性，变得松弛。人过中年脸上就要出现皱纹，搓脸是一种简便易行且行之有效的健美运动。用手掌在面部上、下揉搓，每日早、中、晚各 1 次，每次 5 分钟左右。搓时两手先贴脸的前部上下搓动，然后再搓脸的两侧，这样反复进行，直到脸上发热为止，搓脸使血管遇热扩张，血液循环加快，新陈代谢旺盛。这样皮肤变得红润、光滑、丰满、皱纹减少，并能有效地防止痤疮、疖子、痱子的发生。搓脸时两臂上下不停地运动，使肩周关节得到锻炼，对预防肩周炎也有很好的作用。对脸部患有皮肤病，如疖肿、顽癣和白癜风等病，就不宜搓脸，以免加重病情。

慢跑可改善血液供应。慢跑关键在慢字上，慢到什么程度为宜？以边跑边能与别人聊天为度，使消耗的氧气量不大于吸入的氧气量。慢跑虽慢，但锻炼作用却不小。慢跑时吸气和呼气比静坐时要增加 8 倍。如每天坚持半小时到 1 小时的慢跑运动，可明显改善呼吸功能，也可加强冠状动脉循环功能，改善心肌的血液供应，从而减少和防止心绞痛的发作。长期坚持慢跑，全身各系统的功能同样会受到锻炼，包括中枢神经系统、消化系统、内分泌系统等。

练养血操法

练操可促进血液循环，增加身体的柔性。两腿分开站立，两手持棍向上伸展；两手持棍向左转体；向右转体；两手持棍，紧紧靠在背上，两腿叉开站立；向左转动上体；向右转动上体；右腿向前跨一步，呈弓步，持棍的两臂向右伸直；抬起左腿，小腿向下伸直，两臂向左转体伸直；动作同上，方向相反；抬腰提臀，用力伸直脚尖、低头，两手撑地；塌腰，头抬起全身伸展。

练猫姿操养血法

猫姿操动作柔软，使身体肌肉富有弹性，具有舒筋活血之功效。匍匐姿势，两手撑地，两膝跪于地上，身体放平；像猫那样一点点起后背，并低头；腰向后坐，臀部坐于两腿上，尽力低头，两臂前伸；上体前伸，胸部触地，两臂自然弯曲同时抬头；身体伸直呈俯卧姿势。两臂曲肘，位于两肋，撑地；两臂用力撑起上体，同时向后仰头；一膝跪于地，另一腿伸直向后踢腿，两腿交替做；两手撑地，目视前方；两手支撑于地，右腿前曲，左腿向后伸直，从右侧看左脚尖，两侧交替做。

洗浴养血法

将小苏打与水 1∶5 000 配制，水的温度以 40℃为佳。小苏打被溶解后便形成一个小小的温泉，这时便可洗浴，在炎热季节，皮肤酸性排泄物较多，用小苏打洗浴，不仅能护皮肤，还容易消除疲劳，使人周身轻松爽快，起到提神和养护血液的奇妙作用。

面部血液养护法

面部的按摩训练，可优化皮肤弹性和改变皮肤结构，扩张血管系统，促进血液循环，给皮肤增加养分。但按摩时，动作要慢。通过轻柔的按摩，使表皮下的胶质纤维活跃起来。当这种纤维失去弹性时，皱纹就会出现。可在清洗过的面部上，施用皮肤润滑膏，并用手指轻轻在面部、喉部连续进行划圈按摩，但不要在眼部进行。试着在洗澡时做效果更佳，因为热水可使皮肤吸收潮湿，减少面部皱纹。每天做轻微摇头动作。低下头，慢慢由左侧转向右侧，然后再向前用力向下低头，这样慢做 3～5 次。然后再抬起头，以同样方向转动头 3～5 次。这种练习很容易做，却可刺激整个头、眼、面部和颈部的血液循环，还可保持头部和颜部皮肤的挺拔，有助于控制双下巴的出现。

活血通络按摩法

直擦面部。用两手掌面分别贴附在鼻翼两侧，用掌面或整个指掌作上下往返推擦，共往返 10～15 次，整个面颊从鼻旁到耳前都应推擦到，使面部发红、发热。

拍打面部。用两手四指并拢，用四指指腹按照额部、眼周、鼻旁、面部的顺序依次拍打整个面部皮肤 1～2 分钟。

分推前额。两手四指并拢，手指向上附于印堂部，沿眉毛自内向外分推至太阳穴，重复 3～5 次，再沿着比眉毛高的路线从内向外分推 3～5 次，如此逐次升高路线分推，直至整个前额，然后从前发际下始逐次降低路线分推，直至眉毛。

按揉穴位。用双手拇指或食指分别按揉两侧的四白、承泣、地仓穴及颏下承浆穴，每穴按揉 1 分钟，用力均匀，配合振法。

静坐养血法

两腿盘膝坐，轻闭双目，含胸，舌轻轻抵上腭，两手四指轻握大拇指，置于两侧大腿，意守丹田，用鼻呼吸 50 次，初练者可采用自然呼吸，以后呼吸逐渐加深，也可以采用深呼吸或腹式呼吸。通过静坐的锻炼，可以安定情绪，排除杂念，放松肌肉、平静呼吸。深呼吸可使肺脏吸进新氧气、呼出二氧化碳的功能增强，并能改善全身血液循环。

刷皮肤养血法

在肌肤还不习惯刺激时，可先用干毛巾等擦拭。习惯后用刷或浸过冷水后拧干的毛巾来刷，会更有效果。刷的窍门是要顺着静脉的方向来刷，也就是从手脚末端向心脏的方向摩擦，胸部则从旁边向中央擦。天天不间断的做，不仅能锻炼皮肤，而且能促进内脏的血液循环，强化胃肠和心脏等器官。

预防动脉血管硬化法

血液中含有过多的胆固醇是动脉血管硬化的主要原因。因此要特别注意饮食方面，最好也同时做防止动脉血管硬化的体操，将会更有效果。仰卧，右手往上伸直，双脚平放，然后右脚膝盖弯曲。同时，嘴巴吐气，精神放松，再由鼻子吸气。照着上面所说的方法，左右各做 3 次，就可以有效地防止动脉血管硬化了。

防淤血与衰老法

根据近代中医专家的研究，人们可以从以下几方面着手，可使血液畅流，防止和消除人体淤血，延缓衰老，促进长寿。

心胸开阔，处世乐观，不悲不怒，心平气和，积极进取，奋斗不止，防止因神经及内分泌失调而淤血。

坚持劳动，体脑结合，生活自理，活动关节筋骨，防止因久坐久卧、肢体颓废而致淤血。

不吸烟，常吃醋，少吃动物脂肪及高热量饮食，节食减肥，适量饮用葡萄酒，多吃新鲜蔬果，保持二便畅通，防止因动脉粥样硬化、管腔狭窄及血液黏稠、流速缓慢而致淤血。

动静结合，上下交替，左右交替，选择走路、慢跑。打拳、踢毽、跳绳、舞剑等多种活动，持之以恒，防止因某些部位或脏器偏废而致淤血。

冷水洗脸，热水泡脚，或游泳、冷水浴及冷热水交替、睡前揉腰、擦腰、搓背，醒后按摩太阳、风池、内关、合谷、足三里、涌泉等穴位，不紧束腰带与胸罩，不用热水长时间泡澡，不洗桑拿浴，防止因体表血管扩张或内脏受压而致淤血。

不服或少服镇静剂、安眠药，可适当服用三七、丹参、人参、黄芪、当归、芍药、木香、郁金之类的行气活血中药。因为这些中药有抗凝血、清除自由基等功效。

适量用补药法

人体气血贵在疏通，中老年人多有不同程度气虚血滞现象，在选用益气养血药物时，应适当配以行气解郁、活血化淤之品，如香附、陈皮、郁金、川芎、丹参、牛膝、鸡血藤等，以达到益气以解郁、补血以行血的效果。现代研究发现活血化淤药不仅能祛淤生新，扩张血管，促进血液循环，增加血流量，对血循不畅之心脑血管疾病、妇科疾病有较好的防治作用，而且可通过活血调节脏腑功能，促进新陈代谢，增加机体抗病能力，以延缓衰老。

预防老年人贫血饮食法

多食用含铁质丰富的食物。动物内脏、蛋黄、瘦肉和豆类等均含有较丰富的铁质;蔬菜中的芹菜、鲜豆角、菠菜、荠菜、芋头、豆芽菜等含铁量也较多;水果中的山楂、杏、桃、葡萄、红枣、龙眼等含铁质也高;黑木耳、紫菜、海带、发菜、蘑菇、白木耳等含铁量尤为丰富。因此,凡患有缺铁性贫血的老年人可以经常选择食用。

贫血患者应多吃含维生素 B_{12} 和叶酸丰富的食物,动物性蛋白如肝、肾、瘦肉等均含有丰富的维生素 B_{12};叶酸则多存在于绿叶蔬菜和茶叶中。老年人平时只要注意多吃动物蛋白和绿叶蔬菜,适量喝茶,就可以提供身体所需要的维生素 B_{12} 和叶酸。

患有贫血症的老年人,在饮食中应多吃些生理价值高的蛋白质食物,如牛奶、蛋白、瘦肉、鱼虾、豆类及豆制品等。同时,还要多吃些蔬菜、水果等,以使机体摄入充足的蛋白质和各种维生素。此外,贫血患者往往由于缺乏胃酸而影响铁质在胃中的消化和吸收,所以,要注意为胃提供酸性环境。如平时多吃点酸牛奶、酸菜和醋等。由于老年贫血患者多有食欲不振,胃肠消化功能较差等症状。因此,在烹调食物时应多下些功夫,尽量使食物的色、香、味俱佳,以增进食欲。对于牙齿不好、消化功能较差的贫血老年人,还可以把食物加工成肝泥、肉末、肉汤、蛋羹、豆腐脑、菜泥、果汁等,这样就容易消化和吸收了。

将糯米100克和黑豆30克入锅加水煮至半熟,加入红枣30克,熟后加适量红糖,每日1～2次,连续服用,可用于防治贫血。

将羊胫骨2根打碎,与红枣(去核)30克、莲子15克和糯米适量一起加水煮成粥食用,可用于防治贫血及再生障碍性贫血。

取熟透西红柿和苹果各1个,芝麻研末,用西红柿、苹果蘸芝麻末生食,也可同入锅煮片刻后服用。一次吃光,每日吃1～2次,长期食用,可用于防治贫血。

将母鸡1只(约1 500克)剖洗干净,浓煎鸡汁。将黄芪15克煎汁,加入大米100克煮粥。早、晚趁热服食。益气血,填精髓,适于体虚、气血双亏、营养不良的贫血患者。感冒发热、外邪未尽者忌服。

将动物肝(羊肝、牛肝、鸡肝均可)150克洗净后切成小块,与大米100克和葱、姜、油、盐各少许一起入锅,加水煮成粥,待肝熟粥稠即可食。每日早、晚空腹趁热顿食。补肝,养血明目,适用于气血虚弱所致的贫血、夜盲症、目昏眼花等症。

将黑木耳15克和红枣15个用温水泡发放入小碗中,加水和适量冰糖,再将碗放置蒸锅中，蒸 1 小时。每日服 2 次，吃木耳、红枣，喝汤。清热补血，适用于贫血患者。

将荔枝干与大枣各 7 粒共煎水。每日服 1 剂，分 2 次服。补气血，适用于失血性贫血。

将大枣 10 粒洗净，与豆腐 250 克、猪血（或羊血、牛血）同放入锅中，加适量水，煎煮成汤。饮汤，食枣。15 日为一个疗程。补血，适用于产后妇女贫血。

女性健美重在养血法

由于女性生理有周期耗血的特点，祖国医学早就指出："妇女以养血为本。"女性若不善于养血，就容易出现面色萎黄、唇甲苍白、肢涩、发枯、头晕、眼花、乏力、气急等血虚症，即贫血。严重贫血者，还极易过早发生皱纹、白发、脱牙、步履蹒跚等早衰症状。可见，对于女性来说，追求面容靓丽，身材窈窕，应重在养血。

要经常保持乐观情绪。心情愉快，性格开朗，不仅可以增进机体的免疫力，而且有利于身心健康。同时还能促进身体骨骼里的骨髓造血功能旺盛起来，使得皮肤红润，面有光泽。

注意饮食调理。女性日常应适当多吃些富含"造血原料"的优质蛋白质、必需的微量元素（铁、铜等）、叶酸和维生素 B_{12} 等营养食物。如动物肝脏、肾脏、血、鱼、虾、蛋类、豆制品、黑木耳、黑芝麻、红枣、花生以及新鲜的蔬菜、水果。

养成良好习惯。养成现代科学健康的生活方式，如戒烟酒，不偏食，不熬夜，不吃零食，不在月经期或产褥期等特殊生理阶段同房等。保证有充足睡眠及充沛的精力和体力，并做到起居有时、娱乐有度、劳逸结合。

要根治出血病症。女性患有月经过多、月经失调以及肠寄生虫病、萎缩性胃炎、上消化道溃疡、痔疮或反复鼻出血等疾病时，均要及早就医，尽快根治。

经常参加体育锻炼活动。特别是生育过的女性，更要经常参加一些力所能及的体育锻炼和户外活动，每天至少半小时。如健美操、跑步、散步、打球、游泳、跳舞等，呼吸新鲜空气，增强体力和造血功能。

防止血管老化法

血管是人体的"晴雨表"，为了保持血管年轻，就必须清除血管壁上的脂肪。

科学家们通过试验研究认为大豆的优质蛋白质对血管的返老还童有一定效

果。从不用担心胆固醇增高这一点来看，可以说，大豆是理想的高蛋白食品。因此，在膳食中经常保持有豆腐、豆腐皮、黄豆面等大豆制品是非常必要的。其中，豆腐渣不但价钱便宜，含有大量的食物纤维，而且还有清除血管壁上的胆固醇的作用。豆腐渣100克所含的纤维量是3.3克，而糙米才0.4克。

除纤维素外，维生素 B_2 也很重要。因为它能与体内过氧化脂质相结合，从而起到清除氧化脂的作用。为了保证摄入一定量的维生素 B_2，应多食富含维生素 B_2 的食物，如八目鳗鱼、烤紫菜、牛肝、干蘑菇、脱脂奶粉、干裙带菜、小麦胚芽、干酪、鹌鹑蛋等食物。

第20招　强筋避疏防骨衰

恐怕平时总把肌肉的衰老、内脏衰老、皮肤衰老放在心上的人，很少注意到骨骼衰老。但无论重视不重视骨衰，它都是不可避免的。骨骼老化是因为可以充分吸收钙的活泼型的维生素D的制造功能失灵所致。人上了年纪后，之所以会躬腰驼背，其原因就是年老后食量减少了，对于含丰富钙的食品的摄取量也随之减少，大肠吸收钙的能力也变弱了。由于老化而出现的生理性变化，会导致骨质疏松，使骨骼就像空了心的萝卜一样，非常脆弱。

壮骨健身法

常练壮骨健身操，对于防治骨质疏松有着较好的作用。在进行操练的过程中，拉伸骨关节和肌肉，使血液中的钙、磷、镁、氨基酸和维生素K等多种营养素较多地同时进入骨内，有利于骨质再生，防止骨质疏松与软骨病，减少骨质增生的发生。坚持此法可促进骨质的新陈代谢，延缓骨骼的老化。

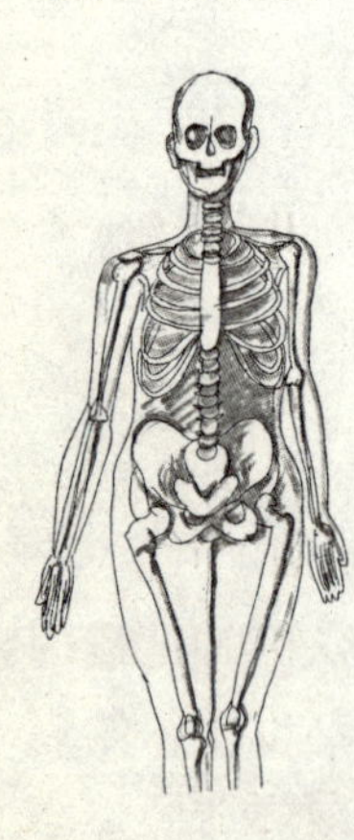

双手手指交叉，伸直腰肢，将两手翻掌向上使劲举过头顶，想像自己被天花板吸上去的情景。全身肌肉往上拉伸，得以舒展，保持身体紧张，聚精会神想着上升、上升、上升。

双手交叉，掌心向下，置于身后，缓缓下压。上半身保持伸直姿势，与手掌成相反方向用力，双手臂下压时，提拉扩张后背和胸部肌肉。

两脚分开，坐于床上，两只脚掌相触，以手支地，身体后仰，可伸展背部肌肉；恢复原状后，身体前屈，头部尽量靠近双脚，能伸展腿外侧肌肉。

侧卧，以一只手支头，另一只手抓住脚踝，将脚掌拉近身体，以拉伸双腿至腹部与后背肌肉。复原，再向另一方向侧卧，交替进行。

仰卧，一腿弯曲，双手抱膝，抬头，尽量使膝盖与脸相触，以伸展后背肌肉。

坐姿，伸展一脚。另一只脚弯曲与之交叉。身体向与弯曲的脚相反的方面扭转，伸展后背和脚外侧肌肉。

站立状，一腿在前。一腿在后，如百米赛跑姿势，一只脚往后伸直，上半身前伸，伸展跟腱和背部肌肉。

强健筋骨法

研究表明，与缺乏运动的人相比，常常锻炼身体的人至少占据 20 年的生理优势。也就是说，经常运动的人在 50 岁时可能仍然保持着 25～30 岁的内部体格。这里介绍一种由美国达拉斯库尤泊氧健身法研究所的约翰逊博士设计的强健筋骨健身法。此法将散步与爬楼梯结合起来，可增强并保持骨骼和肌肉强健，从而获得比在平地散步更强的保健效果。

散步路程为 3～5 公里，每周为 4～5 次。

选择一段不太令人望而生畏的阶梯(最好是在室外，阶梯尽头有一个开阔的平台，下阶梯前可以在平台上绕着圆圈缓慢散步)。如果不能到有阶梯的公园或公共广场，可以利用居民楼或办公大楼里的楼梯。缓步爬到楼梯顶端，在平坦的地方散步一大圈。然后下楼，在楼底平地上又走一大圈。然后，接着爬楼。这种运动应持续至少 30 分钟，目标是 3 千米。

如果想进一步加强骨骼和肌肉的力量，可在登梯运动后做两套下蹲、踮脚跟、弯腰、俯卧撑、侧踢腿或压腿动作，每个动作重复 12 次。

骨质疏松症重在预防

骨量的丢失是一个渐进而缓慢的过程，一旦出现骨质疏松，药物治疗已难以逆转已丢失的骨量，治疗效果只能是减慢或阻止骨量的进一步丢失及防止骨折的发生。因此，早期采取预防措施是防止骨质疏松的最重要方法。

预防骨质疏松的主要措施之一是增加骨钙含量。在骨的生长过程中，足量的钙摄取可帮助提高骨峰值的含量，而后者则意味着可推迟骨质疏松的发生。调查表明中国人传统饮食结构中钙含量普遍偏低，每日食入的钙远低于国际卫生组织所制定的标准。这就是为什么现今社会积极呼吁加强补钙的原因。食物中以牛奶、奶制品、豆制品、虾等钙含量较高。老年人尤其是绝经后妇女可于饮食外另加上钙制剂的补充。据测定，含钙丰富的食品不多，归纳起来有牛奶及牛奶制品(1瓶鲜牛奶大约含有300毫克钙，100克奶粉中含有1 030毫克钙)，豆及豆制品(每100克黄豆中含有367毫克钙；100克豆腐中含有277毫克钙)，水产类食品(其中虾皮含钙量最高，100克虾皮含钙达2 000毫克，其次为虾米880毫克)，菌藻类食品(每100克海带含有1 177毫克钙，每100克紫菜含有343毫克钙，每100克黑木耳含钙357毫克)，黑芝麻(每100克黑芝麻含钙高达2 013毫克)等。

雌激素替代提倡从绝经时开始，用药至少5～10年。若由于种种病因行双侧卵巢切除的患者应于切除后便开始接受雌激素替代。有认为长期使用雌激素可引起子宫内膜癌、乳腺癌的危险，因此接受治疗者最好定期行妇科检查。另外，合用孕激素可减少这种威胁，且可增加骨形成，值得采纳。总之，激素替代需在医生的指导下进行。

运动通过肌肉活动产生对骨的应力，刺激骨形成。在青少年期运动可增加峰值骨量，而中老年人适度运动可减缓骨丢失情况。因此，应积极提倡运动锻炼，运动的强度、时间及形式则因人而异，一般提倡坚持每天适量的运动。对于卧床患者也应由家人协助活动肢体或采用按、捏等方法产生对骨的机械性刺激。

饮食中除了钙以外，蛋白质、维生素D的摄入对骨的影响也十分重要。同时应多晒太阳，有利皮肤产生更多的可利用的维生素D，此外，还应保持良好的生活习惯，嗜烟酗酒都可加速骨质疏松症的形成。

防治骨质疏松法

骨质疏松症是以全身性的骨量减少及骨组织显微结构改变为特征的疾病。腰背部疼痛是骨质疏松症最常见的症状。脊柱背后两旁是强有力的腰背肌群，收缩时使脊柱后伸，当弯腰时肌张力增强，超过负荷，肌肉劳损，出现疼痛。骨质疏松症另有的症状是驼背和骨折。骨质疏松症还会使胸廓变形，导致肺活量和最大换气量均减少，人体可出现胸闷、气短，发生小叶型肺气肿，引起呼吸系统病变，严重地危害老年人的身体健康。

身高和体重是衡量一个人营养状况的综合指标，老年人身高如果较年轻时明显变矮，就有可能已患骨质疏松症。发现已患骨质疏松症者，应积极接受治疗，防止病情加重，预防骨折。

运动会减低骨头变薄的危险。而当骨头已经变薄时，运动也可以强化骨骼，增加骨密度，如走路、跳舞等这类运动就很好。长期循序渐进的运动，不仅可减缓骨量的丢失，还可明显提高骨盐含量。运动还能促进骨细胞的活性。经常参加运动的老年人，他们的平衡能力特别好，体内骨密度要比不爱运动的同年纪老年人的骨密度高，并且他们不容易跌跤，这就有可能有效地预防骨折的发生。

骨量的形成主要受先天遗传和后天环境因素的影响，在后天环境因素中，营养占极其重要的作用，合理营养有助于提高峰值骨量及减缓绝经后的骨丢失。影响骨代谢的营养素主要有钙、磷及维生素D，其次，膳食中蛋白质、钠及一些微量元素如氟、铜、锰的摄入也与骨代谢有关。

良好的生活方式有益于预防骨质疏松。一要戒烟，烟草中的尼古丁可使雌激素水平分解加速，同时还抑制肠道钙的吸收，也抑制成骨细胞运动并促进尿中钙的排泄，因此女性尤其不要吸烟。二要避免酗酒，过量饮酒除可造成多种营养物质吸收不良外，机体对钙及维生素吸收不良也会加重骨质疏松症的危险。三要避免过量饮用咖啡及碳酸型饮料，咖啡可刺激骨吸收，降低骨基质对钙盐的亲和力。饮用碳酸型饮料同样不利于骨健康，因此要尽量少饮碳酸型饮料，多喝奶制品及矿泉水。四要合理营养，养成良好的饮食习惯，多关注食品的营养价值，进行合理配餐，不能一味凭个人的口味、爱好，盲目选择食品。五要经常参加体力活动及进行适量运动，体力活动或运动可促进骨代谢。六要适当的性生活有益于骨健康，性激素与骨代谢密切相关，可促进骨骼生长发育，减缓骨丢失。因此，正常的性生活可增加体内性激素水平。

合理选用中药药膳可防治骨质疏松，如枸杞、黄芪、阿胶、龟胶、鹿胶、当归、杜仲等。也可用骨碎补、淫羊霍等(具体治疗在医生指导下进行)。

日光照射不足是骨质疏松的危险因素，老年人每天坚持阳光照射，多在太阳下活动，对骨质疏松症的预防和治疗都很有意义。太阳光中的紫外线可以通过皮肤合成维生素D，调节体内钙的代谢。而温热水浴能使皮肤血循环旺盛，血管扩张，血流量增加，改善局部供血。可将双手、双脚浸泡于温水中，一天数次，每次5～10分钟，可帮助身体中钙的吸收，强化骨质，有益于功能恢复。

防治骨质增生法

骨质增生在医学上称为“骨性关节炎”，又称“肥大性关节炎”或“退化性关节炎”，主要是由于机械应力分布失衡或负载过度引起软骨磨损所致。骨性关节炎在中老年人中很常见，是老年人的常见病和多发病，严重影响老年人的身心健康。

骨质增生是一种慢性、进展性关节病变，主要累及手的近节和末节指间关节、脊柱和髋、膝、踝关节等，以关节疼痛、变性和活动受限为特点。关节活动尤其是负重时疼痛加剧，休息后减轻或缓解。有时在持物或做开瓶盖动作时出现手指关节疼痛，可能是由于手的骨性关节引起；行走后髋部疼痛，休息后减轻，可能是髋关节骨性关节造成。膝关节骨性关节炎的主要表现是上下楼梯时出现膝关节疼痛，步行一定距离后引起疼痛而跛行，可能是由于腰椎骨质增生导致腰椎管狭窄。

目前世界上多应用非甾体类药物进行治疗，常见的有双氯芬酸钠、布洛芬、消炎痛等。而全球处方量第一的非甾体药物是扶他林（双氯芬酸钠制剂），它通过对环氧化酶和脂氧化酶的双重抑制作用，产生抗炎镇痛作用，并且对关节软骨无损伤，由于它较好的疗效和良好的安全耐受性而被广泛应用。

骨质增生是一种全身性的病变，可累及许多部位并产生许多不同的症状和表现，因此，当出现问题时应及时求助于正规医院，以便能得到及时的诊断治疗。由于骨关节病的病因复杂，晚期治疗办法有限，因此提倡早期预防和治疗。

只要加强体育锻炼，做好防护，骨质增生多是可以避免的。骨质增生出现的早晚与轻重，同人的关节日常负重、损伤或关节畸形等密切相关，因此，参加劳动要注意防损。如果有损伤要积极正确治疗，注意功能锻炼，以促进血液循环，加速出血和渗出液的吸收，防止粘连和肌肉萎缩，增强肌力，促进早日恢复。

进入中年后，要注意在劳动和体育锻炼时，不要一个姿势长时间弯腰、低头、伏案和负重行走，减少对关节的牵拉和重复撞击而引起的损伤，要经常活动头部、腰部和腿关节。

冬季防骨折法

冬天，由于天寒地冻，路面光滑，老年人外出如不小心，跌倒后极易发生骨折。

在冬季风雪天气，尤其是路面有冰雪时，不要出门。如冰雪天需外出，应有人陪伴照顾，防止滑倒摔伤。

平时应穿布底、平底防滑棉靴，不要穿高跟或塑料底鞋，以免摔倒。

住楼层的老年人，上下楼时要小心，最好要有人搀扶。家中走廊过道、楼梯转角处，要有灯光照明，使老年人走路时能看清路面。

许多老年人患有慢性病，活动不便，家属更应细心照看，外出、上下床、洗澡时，都应注意防止跌倒。

老年人每天应该参加力所能及的体育锻炼。有些老年人因害怕跌倒而不敢活动，这样反而不好，时间久了关节会僵化，肌肉萎缩，使腿脚更加不灵活。

老年人的骨折多因骨质疏松造成，因此，在饮食上应注意补充钙质，补钙还可预防心血管疾病。

老年人防摔法

人过 75 岁，相对于 65～75 岁的人来说，在家中发生意外伤害的可能性要高出两倍左右。摔伤是导致 75 岁以上者意外伤害和死亡的主要原因。如从楼梯上跌下、在浴室里滑倒、从凳子上跌落、被宠物的皮带绊倒等。

在浴室里安装扶手棒和摆放防滑垫子。

使用带有扶手的、稳固的踏凳。不要独自攀爬，最好有人在旁边进行保护。

确保电话和急救号码容易拿到。一旦出现意外，可及时自救。

在上楼的时候一定要扶好楼梯。确保楼梯稳固可靠。

保持地板的清洁与防滑。